GU Kompass
Säure-Basen-Balance

Übersäuerung rechtzeitig erkennen und natürlich ausgleichen

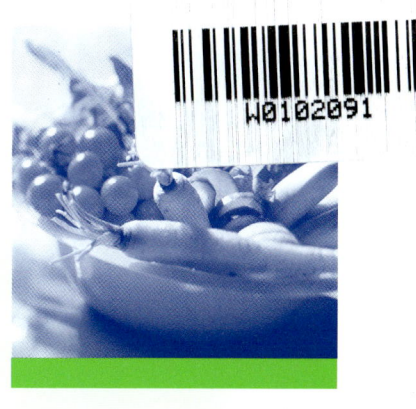

Ein Wort zuvor

Im Gleichgewicht leben mit sich, seinem Körper und seiner Umwelt – wer möchte das nicht. Doch die richtige Balance im Leben zu finden ist nicht immer einfach. Und das gilt eben auch für die Balance von Säuren und Basen in unserem Körper.

»Der Mensch ist, was er isst« erkannten schon die Philosophen der Antike und wiesen uns damit bereits den Weg in die richtige Richtung. Wie man heute weiß, ist ein harmonisches Verhältnis von Säuren und Basen eine der Grundbedingungen für einen gesunden Organismus. Ständige Übersäuerung ist aber auch einer der Auslöser für diverse Zivilisationskrankheiten, die mit basischer Ernährung einfach vermieden werden könnten.

Wichtige Informationen über das Leben im Säure-Basen-Gleichgewicht, Ernährungsregeln sowie Relaxprogramme für Körper und Seele wurden in diesem Buch für Sie zusammengestellt. Hier erfahren Sie, welche Lebensmittel Sie für einen ausgeglichenen Säure-Basen-Haushalt bevorzugen sollten und wie Sie Ihren Körper beim Entsäuern unterstützen können.

Die grosse Lebensmitteltabelle hilft Ihnen, alle gebräuchlichen Lebensmittel als Säure- bzw. Basenbildner einzuordnen und die enthaltenen Vitalstoffe gezielt einzusetzen. Mit der basischen Wochenendkur können Sie Ihr Wissen dann gleich in die Tat umsetzen.

Leben im Säure-Basen-Gleichgewicht macht Spaß: Es verjüngt Körper und Seele und gibt täglich eine Extraportion Energie und Lebensfreude. In diesem Sinne viel Vergnügen bei der Lektüre und der Umsetzung!

Heike Knophius

INHALT

Ein Wort zuvor	2
Wissenswertes über den Säure-Basen-Haushalt	4
Leben im Säure-Basen-Gleichgewicht	17
Die wichtigsten Entsäuerungskuren	35
Lebensmitteltabelle	44
Erstellen Sie Ihr Tagesprofil	66
Die Basische Wochenendkur	70
Richtig essen in Restaurant und Kantine	82
Relaxprogramm für Körper und Seele	86
Zum Nachschlagen	92
Register	93

WISSENSWERTES ÜBER DEN SÄURE-BASEN-HAUSHALT

Die richtige Balance im Leben zu finden ist nicht immer leicht. Denn nicht nur unsere Seele, auch unser Körper muss im harmonischen Gleichgewicht sein, damit wir uns rundum wohl fühlen. Aber auch ohne einen ausgeglichenen Säure-Basen-Haushalt kann unser Organismus nicht reibungslos funktionieren: Der Stoffwechsel wird träge, die Leistungsfähigkeit lässt nach, und auch unsere gute Laune ist bald dahin.

Wussten Sie, dass in jeder unserer 70 Billionen Körperzellen täglich mehr chemische Reaktionen stattfinden als in allen Chemiefabriken der Welt zusammen? Dabei werden nicht nur lebenswichtige Stoffe hergestellt, sondern es fallen auch »Abfallprodukte« an, die unseren Organismus belasten. Der Laie bezeichnet sie als »Schlacken« und meint damit die Säuredepots und schwer löslichen Salze, die im Fett- und Bindegewebe angesammelt werden. Sie entstehen, wenn beim Stoffwechsel mehr Säuren gebildet werden, als der Körper verkraften kann.

Hinweis:

Säuren sind chemische Verbindungen, die das positiv geladene Wasserstoffion (H^+) enthalten, während Basen durch negativ geladene OH-Gruppen (OH^-) gekennzeichnet sind. Trifft ein H^+-Säuremolekül auf ein OH^--Basenmolekül, dann bilden sie zusammen das neutrale Wassermolekül H_2O.

Nur wenn in den Körperflüssigkeiten und im Inneren der Körperzellen ein Gleichgewicht zwischen Säuren und Basen besteht, können alle lebenswichtigen Reaktionen störungsfrei ablaufen. Dafür erbringt unser Körper

Wissenswertes über den Säure-Basen-Haushalt

enorme Leistungen: 24 Milliarden Körperzellen sterben täglich ab, bilden sich neu und reihen sich reibungslos wieder in den Organismus ein. Jede Verschiebung des empfindlichen Gleichgewichts in unserem Körper erhöht das Risiko organischer Störungen und führt langfristig zu Gesundheitsschäden, die dann unter den Begriff »Zivilisationskrankheiten« fallen.

DIE WIRKUNG VON SÄUREN UND BASEN IM KÖRPER

Hier ein Vergleich, wie ein übersäuerter Körper und ein im Säure-Basen-Haushalt ausgewogener Organismus reagieren. Dabei ist anzumerken, dass dies nicht mit einer bestimmten Stufe der Übersäuerung einhergeht, denn jeder Körper reagiert anders auf ein Zuviel an Säure.

Körperfunktion	Übersäuerung	basische Lage
Atmung	wird schneller	beruhigt sich
Bindegewebe	erschlafft, Cellulite	fest
Blutdruck	steigt	sinkt
Blutzuckerwert	steigt	sinkt
Hormonausschüttung	Adrenalin und Östrogene	Insulin und Cholin
Immunsystem	wird geschwächt	wird gestärkt
Konzentrationsfähigkeit	schlecht, Vergesslichkeit	hoch, gutes Gedächtnis
Leistungsfähigkeit	nicht belastbar	große Ausdauer
Lymphgewebe	vergrößert sich	verkleinert sich
Muskulatur	verkrampft	entspannt
Nervensystem	gereizt, angespannt	ausgeglichen
Schlaf	unruhig, Einschlafprobleme	ruhig, erholsamer Schlaf
Stimmung	schlechte Laune, depressiv	gut gelaunt, lebensfroh
Verdauung	Verstopfung, Blähungen	gute Verdauung

ZU VIEL SÄUREN MACHEN KRANK

Mit einer ausgewogenen Ernährung und gesunden Lebensweise können wir den Säure-Basen-Haushalt unseres Körpers gut im Gleichgewicht halten. Üppiges Essen, zu viel tierisches Eiweiß, falsche Nahrungsmittelkombinationen, raffinierter Zucker und Genussgifte wie Kaffee, Nikotin und Alkohol verschieben das Säure-Basen-Verhältnis heute jedoch oft einseitig in Richtung »sauer«.

TIPP:

> Stößt Ihnen manches sauer auf? Häufiges Sodbrennen, ein gereizter Magen, aber auch Muskelverspannungen, Übergewicht, Schlafstörungen und Erschöpfung sind deutliche Zeichen einer Übersäuerung. Nur eine konsequente Ernährungsumstellung und eine Änderung der Lebensweise helfen langfristig.

Aber auch Stress, Hektik und Bewegungsmangel tragen ihren Teil zur Übersäuerung bei: Weil die Ausscheidungsfunktionen mit der Säureflut überlastet sind, können die Säuren nicht sofort neutralisiert werden und verbleiben im Körper. Sie werden als schwer lösliche Salze in Bindegewebe, Muskeln und Gelenken eingelagert.

Um das von der Natur vorgesehene Gleichgewicht von Säuren und Basen wieder herzustellen, benötigt unser Körper basenüberschüssige Nahrungsmittel und basisch wirkende Vitalstoffe (Vitamine, Mineralstoffe und Spurenelemente), die wir über die Nahrung aufnehmen.

Ob ein Nahrungsmittel sauer oder basisch ist, hängt nicht vom Geschmack ab, sondern davon, was nach Beendigung des Verdauungsprozesses und der Verstoffwechselung übrig bleibt. Deshalb zählen alle Süßigkeiten, die weißen Zucker enthalten – und damit auch Schokolade – zu den »sauren« Lebensmitteln. Die saure Zitrone hingegen wirkt eher basisch.

Wissenswertes über den Säure-Basen-Haushalt

Die vier Nahrungsmittelgruppen:
- ➤ Basenlieferanten: Nahrungsmittel und Getränke, die mehr Basen als Säuren liefern.
- ➤ Säurelieferanten: Nahrungsmittel und Getränke, die einen Überschuss an sauren Mineralstoffen enthalten.
- ➤ Säureerzeuger: Lebensmittel, die zwar selbst keine Säuren enthalten, bei deren Verstoffwechselung jedoch Säuren entstehen.
- ➤ Neutrale Lebensmittel haben keinen Einfluss auf das Säure-Basen-Gleichgewicht.

Pflanzliche Nahrungsmittel sind die Hauptlieferanten für Basen. Wer viel frisches Obst und Gemüse isst, nimmt außerdem viele wertvolle Stoffe wie komplexe Kohlenhydrate, Ballaststoffe, sekundäre Pflanzenstoffe und lebensnotwendige Vitalstoffe in natürlicher Form zu sich. Säuren und eher ungünstige Nahrungsinhaltsstoffe wie gesättigte Fettsäuren und Cholesterin finden sich hingegen vor allem in tierischen Lebensmitteln.

Eiweiß – in Maßen lebensnotwendig
Je mehr Eiweiß in einem tierischen Lebensmittel enthalten ist, desto mehr Säuren enstehen bei seiner Verdauung. Deshalb sind diese Lebensmittel allerdings noch lange nicht »schlecht«, denn unsere Zellen benötigen für ihre tägliche Arbeit viel hochwertiges Eiweiß.

HINWEIS:
In unserem Körper finden permanent Verbrennungsvorgänge im Rahmen des Stoffwechsels statt. Dabei werden Säuren produziert. Diese Säuren müssen durch basische Mineralstoffe neutralisiert werden, die unser Körper aber nicht »aus sich selbst heraus« produzieren kann. Sie müssen dem Organismus von außen zugeführt werden. Der Körper hat aber auch noch die Möglichkeit, die Säuren im Bindegewebe abzulagern bzw. sie über Lunge, Niere, Haut und Darm auszuscheiden.

DIE WICHTIGSTEN SÄURE- UND BASENBILDNER

Hier finden Sie eine Auflistung der Nahrungsmittel, die am stärksten zu einem ausgeglichenen bzw. unausgeglichenen Säure-Basen-Verhältnis beitragen.

stark säurebildend	schwach säurebildend
Fleisch, Wurst, Geflügel und Fisch	
Fleischbrühe	
	Artischocken
Rosenkohl	Wirsing
	Kresse
Eier	
Käse bis 50 % Fett i. Tr.	
Quark über 20 % Fett i. Tr.	Magerquark
	Butter und Schmalz
unreife Früchte	Beeren
Linsen	Hülsenfrüchte
Nudeln und Reis	Hirse
Schwarzbrot	Knäckebrot
Weißbrot	Zwieback
Walnüsse und Erdnüsse	
Zucker	Marmelade
Schokolade	
Essig	Zitronensaft
Alkohol	Wein

Wissenswertes über den Säure-Basen-Haushalt

schwach basenbildend	stark basenbildend
rohe und geräucherte Wurst bzw. Schinken	die meisten Gemüsesorten
	Gemüsebrühe
Grünkohl und Rotkohl	Pilze und Sprossen
Kürbis und Zucchini	Blatt- und Wurzelgemüse
	frische Kräuter
Tomaten	
Käse über 50 % Fett i. Tr.	Tofu
H-Milch, Kefir, Joghurt, Sauermilchprodukte	frische Milch, Molke, Sahne
kaltgepresste Pflanzenöle	
reifes Obst	Bananen
Zitronen	
Mais	Kartoffeln
Kastanien	
Vollkornbrot	
Cornflakes ohne Zucker	Sojamehl-Erzeugnisse
Mandeln und Paranüsse	
Honig und Ahornsirup	Birnendicksaft
	Dörrobst
	Gemüsesaft (ohne Tomaten)
stilles Mineralwasser	Kräutertee

Der pH-Wert

Sicher kennen Sie diesen Begriff. In unserem Körper gibt der pH-Wert den Säure- bzw. Basengehalt in Körpersubstanzen (Blut, Speichel, Urin etc.) an. Damit Reaktionen im Körper korrekt ablaufen können, brauchen sie – je nachdem, wo sie stattfinden – ein bestimmtes Milieu.

Hinweis:

Der pH-Wert (lat. potentia hydrogenii) ist das Maß für die Konzentration von Wasserstoffionen in einer Substanz. Die Mess-Skala reicht von 1 bis 14. Dabei steht 1 für den stärksten Säuregrad, 14 ist der höchstmögliche basische Wert. Bei einem pH-Wert von 7 ist die Flüssigkeit neutral: Basen und Säuren liegen in einem ausgewogenen Verhältnis vor und neutralisieren sich.

Von sauer bis basisch – alles ist möglich

Die höchste Säurekonzentration finden wir im Magen – hier wird Salzsäure zur Verdauung und zum Abtöten von Krankheitserregern produziert. Der pH-Wert im Bindegewebe hingegen ist Schwankungen unterworfen. Denn das Bindegewebe ist nicht nur lebenswichtiger Filter und Speicher für Schadstoffe, sondern auch der wichtigste Säurespeicher unseres Körpers. Der pH-Wert des Blutes jedoch, dem Haupttransportmittel für alle möglichen chemischen Substanzen, darf sich nur in einem sehr engen, leicht basischen Bereich von 7,35–7,45 bewegen. Starke Schwankungen würden den Tod bedeuten.

Die Säurewerte im Körper

➤ Der pH-Wert des Blutes liegt beim gesunden Menschen im leicht basischen Bereich zwischen 7,35 und 7,45. Liegt er über diesem Wert, spricht der Fachmann von einer Alkalose (Basenüberschuss), sinkt er darunter, liegt eine Azidose (Übersäuerung) vor. Unter 7,0 bzw. über 7,8 wird es lebensgefährlich.

Wissenswertes über den Säure-Basen-Haushalt

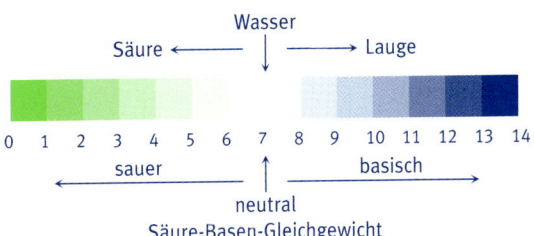

- Ein gesundes Bindegewebe, das noch nicht mit Säuredepots überlastet ist, zeigt pH-Werte zwischen 7,08 und 7,29.
- Im basischen Bereich befinden sich auch der Darm und das Sekret der Bauchspeicheldrüse, die beide pH-Werte von über 8,0 aufweisen.
- Fast im neutralen Bereich ist der Speichel mit einem pH-Wert von 7,0 bis 7,1.
- Muskeln und Zellorgane arbeiten im leicht sauren Bereich. Hier misst man einen pH-Wert von 6,8.
- Die pH-Werte im Urin schwanken stark und sind abhängig von den Stoffen, die ausgeschieden werden. Die Werte bewegen sich zwischen 5,0 und 8,0.
- Der Magen ist wegen der dort gebildeten Salzsäure der mit Abstand sauerste Bereich unseres Körpers. Hier findet man pH-Werte zwischen 1,2 und 3,0.

Puffersysteme helfen

Unser Körper und unser Blut brauchen also Pufferstoffe, um das Säure-Basen-Gleichgewicht auch in Extremsituationen halten zu können. Die Fähigkeit des Stoffwechsels, die durch die Nahrung aufgenommenen oder bei deren Verwertung entstandenen Säuren sofort und ohne zusätzliche Zufuhr von Basen neutralisieren zu können, bezeichnet man in der Fachsprache als Pufferkapazität. Reicht diese nicht aus, kommt es zu einer Störung des Säure-Basen-Haushalts, der Mensch »übersäuert«.

ÜBERSÄUERUNG UND IHRE FOLGEN

Muss der Organismus über lange Zeit extrem viele Säuren neutralisieren, entzieht er dem Körpergewebe die letzten Basenreserven. Werden diese dem Körper nicht in ausreichendem Maß wieder zugeführt, wird der chemische Kreislauf unterbrochen. Resultat: Dem organischen Gewebe fehlen lebensnotwendige basische Mineralstoffe, der Stoffwechsel funktioniert nicht mehr richtig, die Körperfunktionen geraten aus dem Gleichgewicht. Hinzu kommt, dass dem Körper häufig auch weiterhin mehr Säuren als Basen zugeführt werden, die aus Mangel an basischen Stoffen nicht mehr neutralisiert und ausgeschieden werden können. Sie werden schließlich in den Säuredepots im Bindegewebe, später auch in den Gelenken, Sehnenspalten und Muskeln eingelagert.

HINWEIS:
Krankheiten, die ausschließlich oder wesentlich durch Gegebenheiten des modernen Lebens ausgelöst oder beeinflusst werden, nennt man Zivilisationskrankheiten. Die bekanntesten sind Asthma, Arthritis, Gicht, Rheuma sowie fast alle Herz-Kreislauf-Erkrankungen. Bis es zu diesen Gesundheitsschäden kommt, müssen viele Faktoren über einen längeren Zeitraum zusammenwirken. Zu den Auslösern gehören falsche Ernährung, Stress und Genussgifte, die unseren Körper stark übersäuern.

Unschön, vor allem aber ungesund

Das Bindegewebe verändert sich durch die Säuredepots im Laufe der Zeit, es altert regelrecht. Bei Frauen zeigen sich diese Depots deutlich an Oberschenkeln und Po als unschöne Cellulite (Orangenhaut). Doch die Säuredepots sind nicht nur ein kosmetisches Problem. Sie schwächen vor allem das Bindegewebe und schränken seine lebenswichtigen Funktionen – den Austausch von Nährflüssigkeit und den Abtransport von Schadstoffen –

Wissenswertes über den Säure-Basen-Haushalt

ZEICHEN FÜR ÜBERSÄUERUNG

Wie es um Ihren Säure-Basen-Haushalt steht, lässt sich mit einem Blick in den Spiegel feststellen.

Augen	gelbliche Verfärbung des Augapfels
Haare	stumpf und kraftlos, Schuppenbildung, Haarausfall
Haut	fahle Hautfarbe, Haut wirkt faltig, Spannkraft lässt nach
Nägel	brüchig, splittern leicht
Mund	Lippen schmal und verkniffen, Neigung zu Mundgeruch
Zunge	weißliche und braune Beläge

erheblich ein. Das Gewebe wird zäh und spröde. Doch selbst diese Schäden lassen sich durch eine konsequente Entsäuerung des Organismus weitgehend »reparieren«. In den Gelenken, Sehnen und Muskeln bis hin zum Herzmuskel führt die Einlagerung der aggressiven Säuren zu massiven Gesundheitsrisiken. Gelenkentzündungen sind deshalb häufig das Resultat von Säuren in Finger-, Hand-, Knie- und Sprunggelenken sowie Ellbogen.

Die 5 Stufen der Übersäuerung

Sind Sie ständig müde, haben Sie Probleme mit dem Magen? Die Ursache könnte eine latente Übersäuerung sein. Falls Sie an einem oder mehreren der folgenden Symptome leiden, sollten Sie mit Ihrem Arzt über eine mögliche Übersäuerung sprechen.

0. **Idealzustand**: Es besteht ein Gleichgewicht von Säuren und Basen im Körper, die Puffersysteme reichen aus, um überschüssige Säuren auszuscheiden.
1. **Latente Übersäuerung**: Es treten erste Anzeichen der Übersäuerung in Form von Müdigkeit, Magenproblemen und Verstopfung auf.

2. **Akute Übersäuerung**: Der Körper leidet immer häufiger an Infektionen und Störungen des Stoffwechsels.
3. **Chronische Übersäuerung**: Krankheiten wie Asthma, Gicht und Rheuma treten auf.
4. **Lokale Übersäuerung**: Die Säuredepots wurden geballt im Bindegewebe und Herzen angelegt – Durchblutungsstörungen und Herzerkrankungen sind die Folgen.
5. **Säuretod**: Nierenversagen, Infarkt und Krebs als letzte Konsequenz.

Die wichtigsten Folgekrankheiten

Begriffe wie latente, akute oder chronische Übersäuerung mögen noch so theoretisch klingen und damit weit entfernt sein – Magenbeschwerden und Erkrankungen des Verdauungstrakts sind hingegen fast jedem bekannt. Dabei hängt beides eng zusammen:

- **Stoffwechselkrankheiten**: Der Nähr- und Schadstoffaustausch wird behindert und dadurch langsamer. Das säureregulierende Bindegewebe wird geschädigt und altert vorzeitig. Die Haut verliert nach und nach ihre Fähigkeit, Wasser zu speichern. Sie wird unelastisch und bekommt Falten.
- **Magenbeschwerden**: Andauernde Übersäuerung zwingt den Magen, auch dann Magensäure zu produzieren, wenn keine Nahrung zu verdauen ist. Die Säure greift die schützende Magenschleimhaut an und ruft Sodbrennen, später Entzündungen (Gastritis) hervor. Magengeschwüre oder Magenkrebs können die Folge sein.
- **Erkrankungen des Verdauungstrakts**: Verdauungsbeschwerden treten dann auf, wenn der saure Speisebrei im Darm nicht mehr neutralisiert werden kann. Es kommt zu Verstopfung, Blähungen und zur Selbstvergiftung des Körpers, hilfreiche Bakterien werden ausgeschieden. Der Darm wird Nährboden für Pilz-

Wissenswertes über den Säure-Basen-Haushalt

infektionen, die schließlich auch die inneren Organe befallen können.

- **Gicht**: Die immer häufiger auftretende Zivilisationskrankheit entsteht durch ein Übermaß an Harnsäure. Meist ist es der große Zeh, der bei einem schmerzhaften Gichtanfall stark anschwillt und dadurch funktionsunfähig wird. Aber auch Schulter- und Ellbogengelenke können sich durch die Ablagerung von Harnsäure entzünden.
- **Rheumatische Erkrankungen**: Wenn der Körper auf längere Zeit Säuredepots in Gelenken oder im Sehnengewebe anlegt, führt dies zu schmerzhaften Entzündungen, deren Behandlung oft sehr langwierig ist. An Sehnen und Sehnenansätzen, in Muskeln und Nervenhüllen führt die Übersäuerung zu Weichteilrheuma: Schleimbeutelentzündungen, Rückenschmerzen und Hexenschuss können die Folgen sein.
- **Durchblutungsstörungen**: Übersäuerung vermindert die Fließgeschwindigkeit des Bluts. Weil außerdem die Blutgefäße an Elastizität verlieren, kann das sauerstoffreiche Blut nicht bis in die feinsten Äderchen vordringen. Hände und Füße werden als Folge der Mangelversorgung und schlechten Durchblutung kalt.
- **Herzleiden**: Der übersäuerte Organismus regt das Herz an, ständig schneller als nötig zu schlagen. Dieses Missverhältnis führt auf Dauer zu Herzrhythmusstörungen. Doch jahrelange Übersäuerung kann auch zur Katastrophe führen: zum Schlagfall bis hin zum Herzinfarkt.
- **Vegetative Störungen**: Übersäuerung setzt unser Nervensystem ohne äußeren Anlass ständig unter Stress. Das heißt, wir sind permanent überreizt, kommen nicht mehr zur Ruhe. Das führt im Lauf der Zeit zu Antriebslosigkeit, Müdigkeit sowie zu Schlafproblemen. »Saure« Menschen sind gereizt, überempfindlich, häufig grundlos aggressiv und immer weniger belastbar.

DIE SÄUREVENTILE

Unser Körper neigt durch falsche Ernährung, Stress und Genussgifte pausenlos zur Übersäuerung. Dagegen schützt er sich normalerweise selbst, und zwar mittels so genannter Säureventile. Sie sorgen dafür, dass die Säuredepots im Körper aufgelöst werden. Überschüssige Säuren werden dann auf folgende vier Arten entsorgt:

- Über die Lunge atmen wir ununterbrochen Kohlensäure aus. Je tiefer wir ein- und ausatmen, umso höher ist die Menge an ausgeatmeten Säuren. Leichte Ausdauersportarten wie beispielsweise Walking, Radfahren, Skilanglauf oder Schwimmen zwingen uns, tiefer und schneller zu atmen, und helfen damit dem Körper beim Entsäuern.
- Beim Sport werden unsere Muskeln verstärkt beansprucht. Das regt unter anderem den Blutkreislauf an und führt dazu, dass Säuredepots im Gewebe aufgelöst werden. Wichtig ist dabei die Wahl der richtigen Sportart. Regelmäßige sportliche Betätigung ist effektiver und gesünder als gelegentliche kurzfristige Höchstleistungen. Sportliche Überanstrengung bewirkt übrigens gerade das Gegenteil: Sie führt zu einer Übersäuerung der Muskeln und zum schmerzhaften Muskelkater.
- Trinken ist eine der einfachsten Methoden, den Körper zu entgiften. Aber Hände weg von Limonaden, Kaffee und Alkohol. Stille Mineralwässer, Kräuter- und Früchtetees sind ideal zum Durchspülen der Nieren. Fachleute empfehlen, täglich mindestens zwei Liter Flüssigkeit zu trinken, um dadurch Schlackenstoffe, Säuren und Salze auszuscheiden.
- Auch über die Haut kann der Körper aufgespaltene Salze als Säuren ausscheiden. Schon unsere Vorfahren wussten, dass es gesund ist, täglich einmal so richtig ins Schwitzen zu kommen. Deshalb helfen viel Bewegung, heiße Bäder, Bürstenmassagen und regelmäßige Saunabesuche dem Körper beim Entgiften.

LEBEN IM SÄURE-BASEN-GLEICHGEWICHT

Sie streben langfristig einen ausgeglichenen Säure-Basen-Haushalt an, wollen Krankheiten vorbeugen und Ihr Leben ins Gleichgewicht bringen? Herzlichen Glückwunsch! Sie haben sich soeben entschlossen, sich auf den gesunden Weg zu mehr seelischem und körperlichem Wohlbefinden zu machen. Dafür werden Sie alte und oft ungesunde Ernährungs- und Lebensgewohnheiten aufgeben müssen – und werden im Gegenzug dazu mit mehr Lebensfreude, Energie, Ausdauer und Wohlbefinden belohnt.

Doch bevor Sie mit der Entsäuerung Ihres Organismus beginnen, sollten Sie zunächst den Rat Ihres Hausarztes einholen. Denn die Umstellung von einem übersäuerten Leben auf eine harmonische Säure-Basen-Balance bedeutet Arbeit – für Sie, Ihren Körper und Ihre Psyche.

Absprache mit dem Arzt

Liegt eine der folgenden Erkrankungen bzw. Situationen vor, dann müssen Sie die Umstellung Ihrer Ernährung unbedingt mit einem Arzt absprechen:

- Herz-Kreislauf-Erkrankungen
- Nierenfunktionsstörungen
- Stoffwechselerkrankungen
- Ess-Störungen wie Bulimie, Magersucht oder krankhaftes Übergewicht
- Blutgerinnungsstörungen
- Krebs
- Aids
- psychische Erkrankungen, Depressionen
- nach schwerer Krankheit oder Operation

BASISCHE ERNÄHRUNG

Zu viel, zu fett, zu fleischlastig, zu süß – so knapp kann man die wesentlichen Ernährungssünden unserer Zeit beschreiben. Obwohl unser Organismus und damit auch unser Verdauungsapparat genetisch noch vom Leben der Menschen in der Steinzeit geprägt ist, nehmen die wenigsten modernen Menschen darauf Rücksicht. Als Jäger und Sammler ernährten sich unsere Vorfahren hauptsächlich von Gemüsen, Wurzeln, Pilzen, Früchten, Beeren und Körnern – also von Basen spendenden oder neutralen Nahrungsmitteln. Säurespender wie Fleisch, Fisch oder Eier standen damals eher selten auf dem Speiseplan.

ERNÄHRUNG & GESUNDHEIT

Ernährung, Lebenserwartung und Gesundheit stehen in einem engen Zusammenhang.

Ernährungsform	Lebenserwartung und Gesundheit
Überwiegend frische pflanzliche Nahrungsmittel, gelegentlich auch Fleisch, Fisch, Milch, Käse und Eier	Hohe Lebenserwartung. Krebsrisiko um die Hälfte geringer als bei Vielfleisch-Essern. Verringertes Herz- und Schlaganfallrisiko. Säuren und Basen im Gleichgewicht. Vitamin- und Mineralstoffhaushalt ausgeglichen. Keine Gewichtsprobleme.
Viel Fleisch und Wurst, wenig frisches Obst und Gemüse	Krebsrisiko um 50 bis 60 Prozent höher als bei überwiegend pflanzlicher Ernährung. Herzinfarkt- und Schlaganfallrisiko um bis zu 70 Prozent höher. Neigung zu Gallen- und Blasensteinen, erhöhten Blutfettwerten und Übergewicht. Übersäuerung des Organismus.

Leben im Säure-Basen-Gleichgewicht

DIE MISCHUNG MACHT'S

Achten Sie bei Ihrer Ernährung auf das richtige Verhältnis von Säure und Basen bildender Nahrung. Die einfache Formel dafür lautet: 80 Prozent basische und neutrale Lebensmittel, maximal 20 Prozent Säurelieferanten. Süßigkeiten und Genussgifte sollten selten und dann nur in geringen Mengen verzehrt werden.

Säure bildende Nahrungsmittel
- Fleisch- und Wurstwaren
- Wild und Geflügel
- Fisch und Meeresfrüchte
- Eier, Butter, Käse und Quark
- Getreide, Brot und Brötchen
- polierter Reis
- Nudeln
- Hülsenfrüchte und Tomaten
- raffinierter Zucker
- Schokolade, Bonbons und Marmelade
- Kuchen, Kekse und anderes süßes Gebäck
- gehärtete Pflanzenfette und raffinierte Öle
- Walnüsse, Erdnüsse und Haselnüsse
- Limonaden, Kaffee, schwarzer Tee, Kakao und alle alkoholischen Getränke

Basen bildende Nahrungsmittel
- Gemüse (außer Rosenkohl, Wirsing)
- Kartoffeln
- Pilze und Sprossen
- Blattsalate
- frische Kräuter (außer Kresse)
- Milch, frische Molke und Sahne
- reifes Obst und Dörrobst
- Honig und Birnendicksaft
- Mandeln und Paranüsse
- stille Mineralwässer und Kräutertee

BASISCHE MINERALSTOFFE UND SPURENELEMENTE

Basische Mineralstoffe und Spurenelemente sind, wie alle Mineralstoffe, für den Organismus essenziell. Unser Körper kann sie nicht selbst bilden, sie müssen ihm mit der Nahrung zugeführt werden. Nach ihrer Aufnahme werden sie Teil des Körpergewebes. Wird die Übersäuerung im Körper zu stark, werden dem organischen Gewebe Mineralstoffe entnommen, unter anderem auch aus den Knochen, wobei eine Entnahme von bis zu 60 Milligramm täglich möglich ist. Würde man diese Menge auf zehn Jahre hochrechnen, entspräche das einem kompletten Beinknochen!

Die fünf wichtigsten basischen Mineralstoffe

- **Kalium** reguliert zusammen mit Natrium den Flüssigkeitshaushalt im Körper. Es ist wichtig für die Funktionsfähigkeit der Muskeln und Nerven. Kalium ist in Milchprodukten, Fisch, Fleisch, Obst, Gemüse und Vollwertgetreide enthalten. Besonders kaliumreich sind Aprikosen, Avocados, Bananen, Kartoffeln, Naturreis und Trockenfrüchte.
- **Kalzium**, der Knochenbaustein, reguliert den Stoffwechsel und ist wichtig für Knochen und Zähne. Er beugt Osteoporose, Herz- und Kreislauferkrankungen vor, fördert die Immunabwehr und schützt vor Allergien. Hauptlieferanten für Kalzium sind alle grünen Gemüsesorten sowie Milch und Käse.
- **Phosphor** ist ebenso wie Kalzium ein Knochenbaustein und besonders an der Regulierung des Säure-Basen-Haushalts beteiligt. Er ist praktisch in allen natürlich gewachsenen Lebensmitteln enthalten.
- **Natrium** reguliert den Wasserhaushalt unseres Körpers, den Säure-Basen-Haushalt und die Erregbarkeit von Muskeln und Nerven. Natrium ist praktisch in allen natürlich gewachsenen Lebensmitteln enthalten.

Leben im Säure-Basen-Gleichgewicht

➤ **Magnesium**, das Anti-Stress-Mineral, aktiviert Enzyme für die Energiegewinnung, ist verantwortlich für die Weiterleitung der Nervenimpulse an die Muskeln, beugt Herz-Kreislauf-Erkrankungen und Osteoporose vor. Besonders viel Magnesium enthalten alle Milchprodukte, Fisch, Fleisch, Vollwertgetreide, Äpfel, grüne Gemüsesorten, Sojaprodukte und frische Kräuter.

Die fünf wichtigsten basischen Spurenelemente

➤ **Eisen** ist ein wesentlicher Bestandteil der roten Blutkörperchen. Seine Hauptfunktion ist der Transport von Sauerstoff zu den Zellen und der Abtransport von Kohlendioxid zur Lunge. Eisen ist in fast allen natürlichen Lebensmitteln enthalten, vor allem aber in Eiern, Fisch, Fleisch, grünem Blattgemüse und den verschiedenen Vollkornprodukten.

➤ **Mangan** baut Knorpel und Gelenkschmiere auf, reguliert den Blutzucker und ist wichtig für die Hirnfunktionen, das Immunsystem und die Nerven. Viel Mangan enthalten Algen, Ananas, Avocados, Blattgemüse, Eigelbe, Nüsse und Hülsenfrüchte.

➤ **Selen** schützt als Antioxidans unsere Zellen und kann den Alterungsprozess verlangsamen. Selen findet man in Algen, Brokkoli, Fleisch, Getreide, Knoblauch, Milchprodukten, Naturreis, Zwiebeln und in frischen Kräutern.

➤ **Zink** ist unentbehrlich für den Aufbau roter und weißer Blutkörperchen. Es unterstützt das Immunsystem und ist beteiligt an der Bildung von Antikörpern. Zinklieferanten sind Eigelb, Fisch, Fleisch, Hülsenfrüchte, Leber, Meeresfrüchte, Pilze, Soja, Vollwertgetreide und Kräuter.

➤ **Kupfer** hilft bei der Bildung roter Blutkörperchen, dem Aufbau von Knochen, Haut und Bindegewebe und schützt vor freien Radikalen. In Getreideprodukten, Fisch, Nüssen, Kakao und Tee enthalten.

BASENGEMISCHE, DIE RICHTIGE NAHRUNGSERGÄNZUNG?

Apotheken bieten als Nahrungsergänzung »reine« Basenpräparate an, die als sinnvolle Ergänzung zum Ausgleich der Säure-Basen-Balance empfohlen werden. Abzuraten ist auf jeden Fall von Produkten mit hohem Natriumanteil, denn Kochsalz bindet bekanntlich Wasser im Gewebe. Dies steht im Widerspruch dazu, dass durch eine erhöhte Flüssigkeitszufuhr – wie sie bei einer Säure-Basen-Kur empfohlen wird – mehr »Schlacken« über die Nieren ausgeschieden werden sollen.

Wenn Sie sich entschieden haben, dass Sie dennoch zu diesen Produkten greifen möchten, sollten Sie darauf achten, dass die Präparate neben Natriumbicarbonat auch Kalium- und Kalziumcarbonat sowie Zitrate enthalten. Halten Sie sich bei der Dosierung unbedingt an die Packungs- bzw. Rezeptanleitung (siehe ab S. 72) und nehmen Sie diese Präparate keinesfalls länger als zwei Wochen ein. Außerdem sollten Sie eine Einnahme vorher unbedingt mit Ihrem Arzt absprechen.

WICHTIG:
Die Aufnahme von Vitaminen ist an bestimmte pH-Werte gebunden. Wenn dem Körper zu viele Basen zugeführt werden, hat das negative Auswirkungen auf Ihre Vitaminversorgung!

Der bessere Weg ist immer, die Ernährung grundsätzlich umzustellen und dabei die vielen Säurebildner aus dem Essensplan zu streichen. Wenn Sie außerdem für viel Bewegung sowie ausreichend Schlaf sorgen und Genussgifte nur in Maßen zu sich nehmen, können Sie sicher sein, dass die Umstellung langfristig wirksam ist. Wer diese Vorschläge beherzigt, benötigt keine teuren Basenpräparate aus der Apotheke.

Leben im Säure-Basen-Gleichgewicht

WICHTIGE ERNÄHRUNGSREGELN

Wenn Sie die folgenden Regeln lesen, werden Sie sicherlich einige Male denken: »Ja stimmt, so sollte man es machen« – und gerade weil man sie kennt, sie aber nicht wirklich verinnerlicht hat, ist es umso wichtiger, sich diese einfachen, aber sehr wirkungsvollen »Anleitungen zur richtigen Ernährung« ins Gedächtnis zu rufen:

- Ernähren Sie sich so abwechslungsreich wie möglich. Nur dann können Sie sicher sein, dass Sie alle Nährstoffe zu sich nehmen, die Ihr Körper benötigt.
- Essen Sie mindestens fünfmal am Tag frisches Obst, Gemüse, Salat oder Rohkost. Kaufen Sie regionale Produkte aus biologischem Anbau. Essen Sie im Rhythmus der Jahreszeiten einheimisches Obst und Gemüse (Saisonkalender S. 24/25).
- Verzichten Sie möglichst auf Fertigprodukte.
- Ganz ohne Fett geht es nicht, denn Fett ist nicht nur ein Geschmacksträger, es ist auch wichtig zur Aufnahme fettlöslicher Vitamine. Wichtig ist, dass Sie Ihren Fettverbrauch auf ein vernünftiges Maß reduzieren.
- Bevorzugen Sie bei Milch und Milchprodukten, Wurst und Fleisch die fettarmen Varianten.
- Verwenden Sie möglichst nur pflanzliche Öle zum Braten und Grillen.
- Trinken Sie nach Möglichkeit zwei Liter pro Tag. Bevorzugen Sie dabei Mineralwasser ohne oder mit wenig Kohlensäure sowie Früchte- und Kräutertees.
- Trinken Sie möglichst wenig zum Essen, denn die Flüssigkeit verdünnt die Verdauungssäfte. Am besten 30 Minuten vor und erst 30 Minuten nach dem Essen zum Wasser oder Kräutertee greifen.
- Meiden Sie hochprozentigen Alkohol. Wenn schon Alkohol, dann lieber ein gepflegtes Glas Wein. Trinken Sie dazu immer die gleiche Menge Wasser. Dies gilt auch für Kaffee – pro Tasse ein Glas Wasser.

SAISONKALENDER FÜR EINHEIMISCHES OBST UND GEMÜSE

Leben Sie im Einklang mit der Natur und ernähren Sie sich im Rhythmus der Jahreszeiten. Bevorzugen Sie leichte Kost in den Frühlings- und Sommermonaten und lassen Sie sich von deftigeren Gerichten in der kalten Jahreszeit aufwärmen.

Monat	01	02	03	04	05	06	07	08	09	10	11	12
Äpfel	**	**	**	*	*	*	*	*	**	**	**	**
Aprikosen							**	**				
Birnen	*	*	*	*			*	**	**	**	**	*
Brombeeren							**	**	**	*		
Erdbeeren					*	**	**	**	**	*		
Heidelbeeren							*	**	**	*		
Himbeeren						**	**	*	*			
Johannisbeeren						**	**	**				
Mirabellen							*	**	**	*		
Pfirsiche							*	**	**	*		
Pflaumen							*	**	**	*		
Preiselbeeren							*	**	**	*		
Quitten										*	**	
Renekloden							*	**	*			
Sauerkirschen						*	**	**	**			
Süßkirschen					*	**	**	**	*			
Stachelbeeren						**	**	*				
Weintrauben							*	**	**	**		
Zwetschgen							*	**	**	*	*	
Batavia-Salat					**	**	**	**	*			
Blattspinat	*	*	**	**	**	*	*	*	**	**	**	*
Blumenkohl					**	**	**	**	**	**	**	*
Brokkoli						*	**	**	**	**	**	*
Buschbohnen						**	**	**	**	**		
Champignons	**	**	**	**	**	**	**	**	**	**	**	**
Chinakohl	**	**	*	*	**	**	**	**	**	**	**	**

Leben im Säure-Basen-Gleichgewicht

Monat	01	02	03	04	05	06	07	08	09	10	11	12
Chicorée	**	**	*	*				*	**	**	**	**
Dicke Bohnen						**	**	*				
Eichblattsalat						*	**	**	*			
Eisbergsalat			*	*	**	**	**	**	**	**	*	*
Endiviensalat	*	*	*	*	*	**	**	**	**	**	**	*
Erbsen							*	**	**	*		
Feldsalat	**	**	*	*	*	*	*	*	*	**	**	**
Fenchel				*	*	*	**	**	**	**	**	
Frühlingszwiebeln				**	**	**	**	**	*	*		
Grünkohl	**	*	*						*	**	**	**
Knollensellerie	**	**	**	*	*	*	*	*	**	**	**	**
Kohlrabi	*	*	*	**	**	**	**	**	**	**	*	*
Kopfsalat	*	*	*	**	**	**	**	**	**	**	*	*
Lauch	**	*	*	**	**	*	**	**	**	**	**	**
Lollo Rosso						*	**	**	*			
Möhren	*	*	*	*	*	*	**	**	**	**	**	*
Radieschen	*	*	**	**	**	**	*	*	*	*	*	*
Rettich	*	*	*	**	**	**	**	**	*	*	*	*
Rosenkohl	**	**	*	*					*	**	**	**
Rote Bete	**	**	**	*	*	*	*	*	*	**	**	**
Rotkohl	**	**	**	*	*	*	*	*	**	**	**	**
Salatgurken				*	*	**	**	**	**	*	*	
Schwarzwurzeln	**	**	*	*						**	**	**
Spargel				**	**	**	*					
Spitzkohl				*	**	**	*	*				
Stangenbohnen					*	*	**	**	**	**	*	
Stangensellerie							**	**	**	*	*	
Teltower Rübchen				*	*	**	**	**	*			
Tomaten					*	*	**	**	**	**	*	
Weißkohl	**	**	**	*	*	**	**	**	**	**	**	**
Wirsing	**	*	*	*	*	*	**	**	**	**	**	*
Zucchini	*	*	*	*	*	**	**	**	**	**	*	*
Zuckermais							*	**	**	*		

* aus deutschem Anbau auf dem Markt

** Hochsaison

Küchentipps

Vermeiden Sie Nährstoffverluste beim Einkaufen, Lagern und Kochen. Bevorzugen Sie frische Produkte. Verzichten Sie auf so genannte Convenience-Produkte, auch wenn Sie dadurch vielleicht Zeit sparen könnten.

Einkauf

- Kaufen Sie Obst und Gemüse immer möglichst frisch, am besten direkt vom Erzeuger. Das heißt aber auch, dass Sie im Rhythmus der Jahreszeiten leben (siehe Saisonkalender S. 24/25).
- Ziehen Sie biologisch angebautes Obst und Gemüse dem aus konventionellem Anbau vor. Es ist zwar etwas teurer, dafür aber weniger schadstoffbelastet. Sollten Sie kein wirklich frisches Obst und Gemüse bekommen, ist TK-Bio-Ware vorzuziehen.
- Verzichten Sie auf vorbehandelte Lebensmittel.
- Achten Sie beim Kauf von Fleisch, Geflügel und Eiern auf eine artgerechte Haltung der Tiere.

Lagerung

- Kaufen Sie Obst und Gemüse nur in kleinen Mengen ein, denn auch bei fachgerechter Lagerung gehen wertvolle Vitamine und Mineralstoffe verloren. Am besten in locker verschlossenen Papiertüten im Gemüsefach des Kühlschranks aufbewahren.
- Fleisch und Fisch sollten Sie immer am Tag des Einkaufs, spätestens jedoch am nächsten Tag zubereiten. Ausnahme: Hackfleisch stets sofort verarbeiten.

Kochen

- Dünsten Sie Gemüse in wenig Wasser – so bleiben die meisten wertvollen Inhaltsstoffe erhalten.
- Gemüse und Salate nur kurz unter fließendem Wasser waschen – verbleiben sie zu lange im Wasser, gehen die wasserlöslichen Vitamine und die Mineralstoffe Kalium und Magnesium verloren.

Leben im Säure-Basen-Gleichgewicht

- Gehen Sie mit Fett sparsam um – verwenden Sie eine beschichtete Pfanne und schmoren Sie Fleisch und Geflügel im Römertopf.

Mineralwasser & Co.

Trinken ist einer der Schlüssel zu einer ausgeglichenen Säure-Basen-Balance, da die so genannten »Schlacken« über die Nieren ausgeschwemmt werden können. Trinken Sie deshalb mindestens zwei Liter Flüssigkeit pro Tag. Geben Sie dabei stillem Mineralwasser den Vorzug, da der Genuss von kohlensäurehaltigem Wasser kurzfristig zu einer Übersäuerung des Körpers führt.

- **Natürliches Mineralwasser** wird direkt an der Quelle abgefüllt und muss von ursprünglicher Reinheit sein. Es darf nur aus unterirdischen Wasservorkommen stammen und benötigt als einziges Lebensmittel in Deutschland eine staatliche Anerkennung. Der Entzug bzw. Zusatz von Kohlensäure geschieht rein aus geschmacklichen Gründen.
- **Quellwasser** muss wie das natürliche Mineralwasser aus unterirdischen Wasservorkommen stammen und alle Trinkwasser-Kriterien erfüllen.
- **Tafelwasser** wird aus Trinkwasser sowie weiteren Zutaten wie Sole, Mineralstoffen und Kohlensäure hergestellt. Tafelwasser kann an jedem beliebigen Ort hergestellt und abgefüllt werden.
- **Leitungswasser** wird in Deutschland zu zwei Dritteln aus Grundwasser und zu etwa einem Drittel aus Oberflächenwasser gewonnen. Die Qualität kann unterschiedlich sein, die Aufbereitung des Wassers mit bestimmten Chemikalien ist gesetzlich erlaubt.
- **Natürliches Heilwasser** stammt aus unterirdischen und ursprünglich reinen Wasservorkommen. Es muss direkt an der Quelle abgefüllt werden und besitzt aufgrund der in ihm enthaltenen Mineralstoffe heilende und vorbeugende Wirkung.

Acht goldene Essensregeln

Essen und Trinken zählen zu den Grundbedürfnissen. Auch wenn unsere Zeit noch so hektisch ist und wir stressgeplagt sind, zum Essen sollten wir uns immer Zeit nehmen. Hier die wichtigsten Regeln:

1. Beginnen Sie den Tag mit einem schönen Frühstück. Es sollte schmackhaft, reichhaltig und vollwertig sein. Und denken Sie daran – auch das Auge isst mit.
2. Lassen Sie sich Zeit zum Essen. Genießen Sie ganz bewusst Ihre Mahlzeit und lenken Sie sich nicht durch Fernsehen oder Lesen ab.
3. Essen Sie nur so viel, wie Sie tatsächlich brauchen. Bedenken Sie, dass sich erst 20 Minuten nach Beginn einer Mahlzeit das erste Sättigungsgefühl einstellt. Lernen Sie, wieder auf Ihren Körper und seine wirklichen Bedürfnisse zu hören.
4. Kauen Sie jeden Bissen gründlich, damit sich die Nahrung optimal mit Ihrem Speichel vermischt. So leisten Sie schon gute Vorarbeit für die anschließende Verdauung und helfen Ihrem Körper, alle Nähr- und Vitalstoffe vollständig zu verstoffwechseln.
5. Nehmen Sie täglich drei Hauptmahlzeiten und maximal zwei Zwischengerichte zu sich. Gewöhnen Sie sich das Naschen ab.
6. Essen Sie viermal so viel Basenspender wie Säurebildner. Das entspricht in etwa dem natürlichen Verhältnis von Säuren und Basen im Organismus.
7. Gehen Sie mit Salz beim Würzen sparsam um, denn es bindet Wasser im Gewebe. Verwenden Sie stattdessen reichlich frische Kräuter, die Sie erst kurz vor Ende der Garzeit zugeben, da sonst wertvolle Aroma- und Vitalstoffe verloren gehen.
8. Gleichen Sie kleine Ess-Sünden am nächsten Tag aus. Gehen Sie dabei nicht zu streng mit sich um. Genuss und Lebensfreude sind ebenso wichtig wie eine ausgewogene Ernährung.

KRÄUTER ALS MEDIZIN

Frische Kräuter enthalten eine Reihe von medizinisch hochwirksamen Inhaltsstoffen und machen ein Gericht daher nicht nur zu einem kulinarischen Genuss, sondern auch zu einer wohlschmeckenden »Medizin«.

Name	Wirkung
Bärlauch	natürliches Antibiotikum, wirkt blutdrucksenkend, antiseptisch (entzündungshemmend), beugt Arteriosklerose vor
Basilikum	wirkt antiseptisch, hilft bei Magen- und Darmbeschwerden
Bohnenkraut	wirkt entschlackend, regt die Harn- und Schweißproduktion an
Dill	wirkt antiseptisch, beruhigend und harntreibend
Kerbel	wirkt antiseptisch, verdauungsfördernd und appetitanregend, fördert den Stoffwechsel und reinigt das Blut
Kresse	wirkt antiseptisch, regt den Stoffwechsel sowie Leber, Galle und Nieren an
Majoran und Oregano	wirken beruhigend und appetitanregend, helfen bei Verdauungsstörungen und Gallenbeschwerden
Petersilie	fördert die Verdauung, wirkt schleimlösend, regt die Nierenfunktion an
Rosmarin	wirkt antiseptisch und verdauungsfördernd, stärkt den Kreislauf
Salbei	wirkt antiseptisch, krampflösend und schweißhemmend
Schnittlauch	fördert die Verdauung, wirkt harntreibend und antiseptisch, regt den Appetit an, stärkt das Immunsystem
Thymian	wirkt keimtötend bei entzündlichen Erkrankungen der Atemwege, fördert die Verdauung und ist harntreibend

20 IDEALE NAHRUNGSMITTEL

Die folgenden Nahrungsmittel enthalten besonders viele Vitalstoffe, sprich Vitamine, Mineralstoffe und Spurenelemente, die sich positiv auf den Säure-Basen-Haushalt auswirken und damit unser Wohlbefinden fördern.

Nahrungsmittel	Vitalstoffe	Wirkung
Beerenobst (reif)	Betacarotin, Vitamin C	wirkt antibakteriell bei Magen-Darm-Problemen, Durchfall und Harnwegsentzündungen
Blattsalate	Magnesium, Betacarotin, Vitamin C, Folsäure	senken das Risiko von Herz-Kreislauf-Erkrankungen, senken den Cholesterinspiegel, fördern die Verdauung und stärken die Leber
Brokkoli	Kalzium, Zink, Betacarotin, Vitamin C und E, Folsäure	hilft bei der Vorbeugung von Herz-Kreislauf-Erkrankungen, senkt das Schlaganfall- und Krebsrisiko
Fenchel	Kalium, Kalzium, Magnesium, B-Vitamine, Vitamin A und C	stärkt das Immunsystem, wirkt gewebestraffend, bindet Fettmoleküle im Darm, regt die Fettverbrennung an
Hülsenfrüchte	Kalium, Kalzium, Magnesium, Eisen, Zink, Carotinoide, Folsäure	senken den Cholesterinspiegel, regulieren den Blutzuckerspiegel, unterstützen die Verdauung
Kartoffeln	Kalium, Magnesium, Selen, Vitamin C, Folsäure	helfen bei der Regulierung des Säure-Basen-Haushalts, ideal zum Entwässern, neutralisieren Viren, unterstützen die Verdauung

Leben im Säure-Basen-Gleichgewicht

Nahrungsmittel	Vitalstoffe	Wirkung
Kohl	Kalzium, Kalium und Magnesium, Betacarotin, B-Vitamine, Vitamin A, C und K, Folsäure	beugt Herz-Kreislauf-Erkrankungen und Schlaganfall vor, senkt das Krebsrisiko, hilft beim Knochenaufbau
Möhren	Kalzium, Kalium, Magnesium, Betacarotin, Vitamin A und C	senken das Krebsrisikio und den Cholesterinspiegel, beugen Herzinfarkt vor
Rettich	Kalium, Kalzium, Magnesium, Vitamin C	reguliert den Säure-Basen-Haushalt, hat antibiotische Wirkung, hilft bei Erkrankungen der Atemwege
Soja	Kalium, Kalzium, Magnesium, Selen, Zink, Folsäure, Vitamine B, C, K	senkt das Krebsrisiko und den Cholesterinspiegel, verlangsamt den Alterungsprozess, verbessert die Verdauung
Speisepilze	Kalium, Kalzium, Magnesium	regulieren den Säure-Basen-Haushalt, stärken das Immunsystem, senken Krebsrisikio
Spinat	Kalzium, Magnesium, Betacarotin, Folsäure, Vitamin C und E	beugt Herz-Kreislauf-Erkrankungen und Schlaganfällen vor, senkt das Krebsrisiko, schützt vor Blutarmut
Zitrusfrüchte	Kalzium, Betacarotin, Vitamin C	stärken das Immunsystem, entgiften den Körper, senken den Cholesterinspiegel
Zwiebeln	Eisen, B-Vitamine, Vitamin C	beschleunigen den Blutfluss und die Zellversorgung, wirken antibiotisch, helfen bei Erkrankungen der Atemwege

STRESS & CO. NICHT UNTERSCHÄTZEN!

Es ist nicht immer nur die Ernährung schuld, wenn unser Organismus sauer wird. Auch psychische Einflüsse wie Stress, Angst, Ärger oder Hektik tragen ihren Teil zur Übersäuerung bei. Wenn wir nicht mit uns und unserer Umwelt in harmonischem Einklang leben, kann auch die beste und ausgewogenste Nahrung die Bildung von zu vielen Säuren nicht verhindern. Denken Sie daran – auch die Seele braucht das rechte Maß an Anspannung und Entlastung, an positivem Stress und Erholung.

Viele Menschen verbringen ihr Leben auf der Überholspur, ständig unter Termin- und Leistungsdruck. Doch auch unsere Psyche braucht Ventile, um mit Druck, Stress, Frust und Ärger richtig umgehen zu können. Wer von sich ohne Unterlass Hochleistungen fordert und klaglos alle Probleme und Belastungen hinunterschluckt, wird irgendwann einmal »sauer«. Und nicht nur die Laune, sondern auch der gesamte Organismus leidet dann darunter.

Bringen Sie Ihre Seele ins Gleichgewicht
Ziehen Sie eine seelische Bilanz, bevor Sie darangehen, Ihren Organismus zu entsäuern. Sind Sie mit Ihrem Beruf, Ihrem Familienleben, Ihrer Freizeit zufrieden? Oder gibt es vielleicht verborgene Wünsche, Nöte und Sehnsüchte und viel zu wenig Zeit für Sie persönlich?

Viele Menschen lassen negative Gefühle gar nicht erst hochkommen. Es gibt so viele Möglichkeiten, sich abzulenken und einer ehrlichen Auseinandersetzung mit sich selbst aus dem Weg zu gehen. Aber nur wenn Sie aufmerksam in sich hineinhören und Ihren negativen Stimmungen auf den Grund gehen, schaffen Sie die Voraussetzungen dafür, die Ursachen für diese Stimmungen zu entdecken und an Lösungen zu arbeiten.

Leben im Säure-Basen-Gleichgewicht

Werden Sie wichtig für sich selbst

Wer sich selbst nicht wichtig nimmt, wird irgendwann einmal feststellen, dass er zu kurz gekommen ist. Vor allem Frauen haben oft Probleme damit, im Alltag sich selbst, ihren Bedürfnissen und Gefühlen ebenso viel Zeit und Aufmerksamkeit zu schenken wie denen ihres Partners oder ihrer Kinder.

Schlucken Sie Ärger und Kränkungen nicht einfach klaglos hinunter. Sprechen Sie mit Ihrem Partner, mit Freunden, der Familie oder Kollegen offen über Ihre Ängste, Sorgen und Probleme, und versuchen Sie gemeinsam in Gesprächen Lösungen zu finden. Bemühen Sie sich, zumindest zeitweise, Abschied vom Idealbild des Einzelkämpfers zu nehmen.

Verwöhnen Sie sich

Gönnen Sie sich selbst etwas mehr Beachtung. Überlegen Sie sich jeden Morgen, womit Sie sich heute eine kleine Freude bereiten können. Dabei muss es sich nicht immer um große Dinge handeln: Ein Cappuccino im Café ums Eck, ein Spaziergang im nahe gelegenen Park oder einige Lieder von Ihrer Lieblings-CD können bereits Wunder wirken. Nehmen Sie sich mehr Zeit und seien Sie mit sich und Ihren Schwächen nachsichtig.

Gehen Sie mit sich und Ihrem Körper sorgsam um – Sie haben nur diesen einen, einen zweiten werden Sie nicht bekommen. Lernen Sie, auf die Signale Ihres Körpers zu hören, diese schon in einem frühen Stadium zu spüren und dann auch richtig zu verstehen und zu deuten. Jede gesundheitliche Störung kündigt sich bereits geraume Zeit vorher an. Überhören Sie die Warnsignale nicht, nehmen Sie sich Zeit, die Warnungen richtig zuzuordnen. Wenn Sie sich an diese kleinen Tipps halten, wird es Ihnen immer häufiger gelingen, Erkrankungen von Körper und Seele rechtzeitig vorzubeugen.

Teilen Sie Ihre Kräfte ein
Lernen Sie, mit Ihrer Zeit richtig umzugehen. Sie sind der Meinung, Sie müssten alles sofort mit Hochdruck erledigen? Das stimmt nicht! Es gibt immer Dinge, die sich problemlos nach hinten verschieben lassen. Denken Sie daran: Überanstrengung und Hektik sind Faktoren, die wesentlich zur Übersäuerung beitragen.

Machen Sie sich bewusst, dass auch kleine Schritte ans Ziel führen. Niemandem und schon gar nicht Ihnen selbst ist damit gedient, wenn Sie atemlos und erschöpft Ihren Tag beenden. Trennen Sie das Wesentliche vom Unwichtigen und bemühen Sie sich, Ihre kostbare Zeit nicht mit Nebensächlichkeiten zu verschwenden.

Gönnen Sie sich Pausen
Nehmen Sie täglich eine kleine persönliche Auszeit. Schalten Sie dann einmal so richtig ab und genießen Sie 15 bis 30 Minuten Ruhe – ohne Fernseher, Musikberieselung oder Telefon. Es steht Ihnen zu, während dieser Zeit einmal nicht für andere erreichbar zu sein.

Schlafen Sie täglich sieben bis acht Stunden und versuchen Sie, vor Mitternacht ins Bett zu kommen. Ausreichender, ungestörter Schlaf ist lebenswichtig. Nur in diesen Ruhezeiten kann die Seele wieder Kraft schöpfen und der Körper sich für die Herausforderungen des folgenden Tages regenerieren.

Lassen Sie Ihrer Seele Flügel wachsen
Genießen Sie auch im größten Trubel kurze Pausen zum Träumen, Meditieren und Entspannen. Manchmal hilft es bereits, sich einfach zurückzulehnen und kurz an den letzten Urlaub, einen schönen Sonnenuntergang oder einen harmonischen Abend zu zweit zu denken.

Die wichtigsten Entsäuerungskuren

Seit dem Altertum haben sich Ärzte mit den Ernährungssünden der Menschen auseinander gesetzt und nach einer Formel für eine bessere Ernährung gesucht. »Der Mensch ist, was er isst« erkannten die Philosophen schon damals. Und der Naturwissenschaftler Georg Christoph Lichtenberg stellte bereits im 18. Jahrhundert fest: »Die Speisen haben vermutlich einen sehr großen Einfluss auf den Zustand des Menschen … Der Wein äußert seinen Einfluss mehr sichtbar, die Speisen tun es langsamer, aber ebenso gewiss.«

Fasten bringt den Körper ins Gleichgewicht

Die Voraussetzung für eine ausgewogene Säure-Basen-Balance ist eine gesunde Darmflora und eine optimale Darmfunktion. Deshalb ist eine Fastenkur fast immer der erste Schritt in Richtung gesündere Ernährung und der beste Auftakt zu einer Umstellung alter und lieb gewordener Essgewohnheiten, die nicht unbedingt gesund sein müssen.

- ➤ Fasten dient der grundlegenden Entsäuerung des gesamten Organismus.
- ➤ Während des Fastens werden der Darm und die Darmflora von Grund auf saniert und das Immunsystem gestärkt.
- ➤ Während der Fastenkur purzeln als positiver Nebeneffekt lästige Pfunde. Gleichzeitig sinkt aber auch der Blutdruck, Ablagerungen in den Blutgefäßen werden reduziert, die Wahrscheinlichkeit für Erkrankungen wie Gicht und Diabetes wird gemindert.

Während einer sanften Fastenkur, die vor allem auch für Berufstätige sehr gut geeignet ist, verzichtet man auf tierische Nahrungsmittel, Weißmehlprodukte, Süßigkeiten, Zucker und Genussgifte. Eine sanfte Fastenkur setzt sich aus folgenden Komponenten zusammen:

➤ Frühstück: Vollkornbrot mit Magerkäse, Getreidebrei, frische Früchte oder rohes Gemüse

➤ Mittagessen: Kartoffeln mit Gemüse und/oder Salat, eventuell 80 bis 100 Gramm Geflügel, mageres Fleisch oder Fisch

➤ Abendessen: Tee

Über den Tag verteilt sollten Sie außerdem mindestens zwei Liter Wasser oder Kräutertee dazu trinken. Ausführliche Anleitungen für diese oder ähnliche sanfte Fastenkuren entnehmen Sie bitte der Literatur (siehe »Bücher, die weiterhelfen« S. 92).

DIE PHILOSOPHIE VON F. X. MAYR

Der österreichische Arzt Franz Xaver Mayr hatte schon Anfang des letzten Jahrhunderts Fundamentales über die Verdauungslehre erarbeitet, indem er die schwerwiegendsten Ernährungsfehler des modernen Menschen erkannte. Ausgehend von den vier größten Ess-Sünden

➤ zu viel Nahrung
➤ zu hastiges Essen
➤ zu wenig Ruhepausen zwischen den Mahlzeiten und
➤ zu üppiges und zu spätes Abendessen

entwickelte er eine therapeutische Kur, bei der altbackene Brötchen und Milch die Hauptrolle spielen. Ziel der

Die wichtigsten Entsäuerungskuren

Kur ist es, durch die Verbesserung der Verdauungsleistung die Versorgung jedes einzelnen Organs, sogar der einzelnen Körperzelle, mit Nährstoffen und Sauerstoff zu verbessern. Für die Diagnose des Darmzustands entwickelte Mayr eine eigene Untersuchungsabfolge: Zu dem Sichtbefund – über die Beschaffenheit und Farbe der Haut, der Bauchform sowie der Körperhaltung – kommt ein Tastbefund am Bauch hinzu. Erst nach diesem werden klinische Befunde berücksichtigt. Die Therapie-Richtlinien werden nach der Diagnose individuell zusammengestellt.

Bei der typischen Mayr-Kur werden die Brötchen durch intensives Kauen so gut verspeichelt, dass sich der Darm regenerieren kann und der Organismus entsäuert und entgiftet wird. Typisch für eine Milch-Semmel-Kur nach Mayr ist aber auch das langsame Ausklingen sowie Empfehlungen für eine gesündere Lebensführung und Ernährungsweise nach der eigentlichen Therapie. Die wichtigsten Regeln für die Zeit danach lauten:

- Zeit für die Mahlzeiten nehmen
- stets nur kleine Portionen essen
- auch kleine Bissen gründlich kauen
- keine Zwischenmahlzeiten
- nur eine kleine Abendmahlzeit
- schwer verdauliche Speisen meiden
- keine Rohkost und kein Obst nach 16 Uhr
- keine feste Nahrung nach 18 Uhr.

Auf die gesundheitlichen Risiken durch Übersäuerung hat F. X. Mayr beständig hingewiesen. So ist es nicht weiter verwunderlich, dass heute immer mehr Ärzte und Kurkliniken nach seinen Erkenntnissen handeln und behandeln. Denn auch sie haben den Zusammenhang zwischen Säure-Basen-Balance, Ernährung, Bewegung, Lebensweise und Gesundheit erkannt.

Trennkost – Ausgangsformel für mehr Wohlbefinden

Der amerikanische Arzt Howard Hay (1866–1940) hat in den zwanziger Jahren des letzten Jahrhunderts ein Ernährungskonzept entwickelt, das bis heute viele Anhänger hat. Der Begründer der so genannten »Trennkost« erkannte bereits damals die Gefahren einer eiweißbetonten, säurebildenden Ernährung.

Hays Ernährungsprinzip basiert auf der Erkenntnis, dass ein ausgewogenes Verhältnis von Säuren und Basen entscheidend für unsere Gesundheit ist. Werden Eiweiße (Proteine) und Kohlenhydrate gleichzeitig mit der Nahrung zugeführt, blockieren sich Säuren und Basen bei der Verdauung, der Körper übersäuert. Grund dafür ist der unterschiedliche Wirkungsgrad von eiweiß- und kohlenhydratspaltenden Verdauungsenzymen.

Hinweis:

Pepsin, ein proteinspaltendes Enzym, wirkt nach Hays Theorie am besten in einer sauren Lösung. Ptyalin, ein kohlenhydratspaltendes Enzym, benötigt dagegen eher ein basisches Milieu. Werden bei einer Mahlzeit gleichzeitig Proteine und Kohlenhydrate gegessen, können nach Ansicht von Hay die Kohlenhydrate nicht vollständig aufgespalten werden und gelangen teilweise unverdaut in den Dünndarm, wo sie Gärprozesse in Gang setzen. Dadurch wird die Verdauung verzögert, und Vitalstoffe werden nicht vollständig verstoffwechselt.

Ziel der Hay'schen Trennkost ist es zu vermeiden, dass sich Eiweiße und Kohlenhydrate bei der Verbrennung behindern. Hay teilte die Nahrungsmittel deshalb in drei Gruppen ein: eiweißreiche, kohlenhydratreiche und neutrale Lebensmittel. Innerhalb einer Mahlzeit dürfen nur Zutaten aus der Eiweißgruppe (EW) mit Zutaten aus der

Die wichtigsten Entsäuerungskuren

neutralen Gruppe kombiniert werden. Entsprechendes gilt auch für die Zutaten aus der Kohlenhydrat-Gruppe (KH), die dementsprechend ebenfalls nur mit neutralen Lebensmitteln kombiniert werden sollten.

Die fünf Trennkost-Mahlzeiten:

➤ Frühstück: entweder KH- oder EW-Mahlzeit
KH: Müsli mit Joghurt, Honig, Nüssen und Banane oder Vollkornbrot mit Quark, magerem Käse oder rohem Schinken
EW: Eier mit gedünstetem Gemüse, Sprossen und Kräutern oder frisches Obst aus der Eiweißgruppe

➤ Zwischenmahlzeit: frisches Obst der Eiweißgruppe oder Sauermilchprodukte bzw. Milch

➤ Mittagessen: entweder KH- oder EW-Mahlzeit
KH: Getreide, Vollkornnudeln, Naturreis oder Kartoffeln mit gedünstetem Gemüse und/oder Salat
EW: Fleisch, Fisch oder Eier mit Gemüse und/oder Salat

Ab 14 Uhr nur noch KH-Gerichte mit gut verträglichen Nahrungsmittelkombinationen, um den Darm über Nacht zu schonen.

➤ Zwischenmahlzeit:
Banane, süßer Apfel oder Sauermilchprodukte

➤ Abendessen (möglichst früh am Abend):
siehe Mittagessen KH-Gerichte

Zu den Mahlzeiten sollte ebenso wie 30 Minuten davor und danach nichts getrunken werden. Ansonsten sind Kräutertee und stilles Mineralwasser erlaubt. Zu einem KH-Gericht sind Gemüsesaft oder 1 Glas Bier, zu einer EW-Mahlzeit Fruchtsaft oder 1 Glas Wein erlaubt.

DIE ZUSAMMENSETZUNG DER NAHRUNG NACH DR. HOWARD HAY

Laut Hay widerspricht die gleichzeitige Einnahme von Eiweiß und Kohlenhydraten der biochemischen Zusammensetzung unserer Körpersäfte. Daher empfiehlt er eiweißhaltige und kohlenhydratreiche Nahrungsmittel nicht in einer Mahlzeit zu kombinieren, sondern diese nur in Verbindung mit neutralen Lebensmitteln zu verzehren.

überwiegend kohlenhydratreiche Lebensmittel	neutrale Lebensmittel	überwiegend eiweißhaltige Lebensmittel
Vollkorngetreide	geräucherte Fisch- und Fleischwaren	Fleisch und magere Wurst
Produkte aus Vollkornmehl	Wild und Geflügel	
Teigwaren ohne Ei	alle Fette und Öle	Fisch
Naturreis	Butter, Sahne, Quark	Käse unter 50 % Fett i. Tr.
Kartoffeln	gesäuerte Milchprodukte	Milch
Topinambur	Frischkäse über 50 % Fett i. Tr.	Tofu
Schwarzwurzeln	Eigelbe, Heidelbeeren	Eier
Dörrobst	Gemüse, Blattsalate	saure Früchte (die meisten Sorten nur mit EW-Lebensmitteln zu kombinieren)

Die wichtigsten Entsäuerungskuren

überwiegend kohlenhydratreiche Lebensmittel	neutrale Lebensmittel	überwiegend eiweißhaltige Lebensmittel
Rosinen	Nüsse (außer Erdnüsse) und Samen	Eingemachtes
Bananen	Sprossen und Keimlinge	
Datteln	Agar-Agar, Hefe	
Feigen, Bienenhonig	Vollmeersalz, Kräuter- und Selleriesalz, Knoblauch, Paprikapulver, Muskatnuss, Curry, Kräuter	

nicht empfohlen:

überwiegend kohlenhydratreiche Lebensmittel	neutrale Lebensmittel	überwiegend eiweißhaltige Lebensmittel
Weißmehl	getrocknete Erbsen und Bohnen	fette Wurst
Produkte aus Weißmehl	Fertigsuppen und -saucen	Fleischkonserven
polierter Reis	Gemüsekonserven	Fertiggerichte
weißer Zucker	Meerrettich, Pfeffer, Senf, Ingwer	rohes Eiweiß
Süßigkeiten und Marmelade, Erdnüsse, Sago, Konfitüren und Gelees, Eingemachtes	schwarzer Tee, Kaffee, Kakao	Rhabarber

Hay irrte ...

Howard Hay war einer der ersten Diät-Forscher, die erkannten, wie wichtig die Säure-Basen-Balance für unsere Gesundheit und unser Wohlbefinden ist. Bei seinem Ernährungskonzept gegen Übersäuerung ging er allerdings noch von dem damals vorherrschenden Glauben aus, der Magen sei das Hauptverdauungsorgan und würde nur dann Säure produzieren, wenn ihm Eiweiß zugeführt wird.

Heute weiß man, dass unser Magen nur für die chemische und mechanische Vorverdauung von Nahrung verantwortlich ist. Die eigentliche Verdauung von Eiweiß, Kohlenhydraten und Fett findet erst danach im basischen Milieu des Darms statt.

HINWEIS:

Ernährungswissenschaftler sind sich heute einig: Die von Howard Hay empfohlene Trennung von Eiweißen und Kohlenhydraten bringt selbst keinen gesundheitlichen Vorteil. Im Gegenteil: Wichtige Kohlenhydratquellen wie beispielsweise Hülsenfrüchte sind gleichzeitig auch wichtige Eiweißlieferanten. Hinzu kommt, dass viele Nahrungsmittel, wie zum Beispiel Gemüse und Blattsalate, die laut Hay zu den neutralen Lebensmitteln zählen, zudem Kohlenhydrate enthalten oder wie Quark, fettreicher Frischkäse oder Joghurt außerdem hochwertige Eiweißspender sind, auf die nicht verzichtet werden sollte.

... und hatte dennoch recht!

Dennoch hat die Trennkost nach Hay auch heute noch ihre Berechtigung, da die darin enthaltenen Ernährungsprinzipien große gesundheitliche Vorteile mit sich bringen. Die Reduzierung der Eiweißzufuhr und die Empfehlung, vor allem pflanzliche Kost zu sich zu nehmen, fördern einen ausgeglichenen Säure-Basen-Haushalt. Zusätzlich erhält der Körper durch Obst und Gemüse

Die wichtigsten Entsäuerungskuren

neben den sekundären Pflanzenstoffen täglich viele wertvolle Vitalstoffe – nämlich Vitamine, Mineralstoffe und Spurenelemente.

Wer zudem – wie von Hay empfohlen – zwischen den einzelnen Mahlzeiten seinem Körper eine mindestens dreistündige Essenspause gönnt, hilft damit dem Organismus, die Nahrung optimal zu verdauen. So können Giftstoffe abgebaut werden, und der Körper erhält die Möglichkeit sich wirksam zu entsäuern.

DIE RICHTIGE TRENNKOST-KOMBINATION

Diese Tabelle zeigt Ihnen auf einen Blick, welche Nahrungsmittel nach Dr. Hay zusammenpassen und welche Verbindungen eher ungünstig sind.

eiweißreiche Nahrungsmittel	ideale Beilagen	falsche Beilagen
Fleisch	frisches Gemüse	Nudeln
Fisch	frisches Obst	polierter Reis
Wild	Vollkornnudeln	gekochte Kartoffeln
Geflügel	Naturreis	Weiß- und Graubrot
magere Wurst	Haferflocken	Cornflakes und Chips
Eier	Vollkornbrot	Mais und Popcorn
Magerkäse		Dörrobst
Quark		Banane
Joghurt		Honigmelone
		Zucker
		Traubenzucker
		Süßigkeiten
		Marmelade
	Obst- und Gemüsesäfte	Limonaden
	Kräutertee	Kaffee
	Mineralwasser	

LEBENSMITTELTABELLE

Die folgende Aufstellung der gängigsten Lebensmittel soll Ihnen als Orientierungshilfe bei der Zusammenstellung Ihres Speiseplans dienen. Wie Sie wissen, werden fast alle Lebensmittel entweder sauer oder basisch verstoffwechselt, sie erzeugen im Körper also Säuren oder Basen. Um die Säure-Basen-Balance zu halten, müssen Sie Ihrem Organismus viermal so viel Basenspender wie Säurebildner zuführen. Dies ist ganz einfach, wenn man weiß, welche Nahrungsmittel Basenspender und welche Säurebildner sind. Ein Blick in unsere Tabelle zeigt Ihnen schnell, zu welcher Kategorie ein Nahrungsmittel zählt. Stark säurebildende Lebensmittel sollten Sie möglichst selten essen, stark basenbildende sind die Grundlage einer gesunden Ernährung.

Fett macht dick, und Übergewicht stellt ein zusätzliches Gesundheitsrisiko dar. Eiweiße und Kohlenhydrate verstärken die Säurebildung. Deshalb zeigt die sechste Tabellenspalte, ob ein Lebensmittel überdurchschnittlich viel Fett, Eiweiß oder Kohlenhydrate enthält. Ist hier kein Eintrag, liegt das Lebensmittel im Normbereich.

Mineralstoffe und Spurenelemente wirken bei der Verstoffwechslung der einzelnen Nahrungsmittel basisch. Deshalb zeigt die letzte Spalte der Tabelle an, welche Nahrungsmittel besonders reich an bestimmten Mineralstoffen und Spurenelementen sind.

Wenn Sie in Zukunft richtig essen wollen, müssen Sie nicht auf Ihre Lieblingsspeisen verzichten. Sie müssen nur lernen, die Nahrungsmittel in einem anderen Mengenverhältnis wie bisher zu essen und stark säurebildende Lebensmittel und Getränke möglichst selten auf den Speiseplan zu setzen.

Lebensmitteltabelle

Nahrungsmittel	basisch	schwach basisch	schwach sauer	sauer	enthält viel	Mineralien und Spurenelemente
Milch und Milchprodukte						
Kuhmilch, 3,5 % Fett	●				Eiweiß, Fett	Kalzium
Magermilch, 1,5 % Fett		●			Eiweiß	Kalzium
Schafmilch	●				Fett	Kalzium
Stutenmilch		●			Eiweiß	Kalzium
Ziegenmilch	●				Eiweiß	Kalzium
Buttermilch		●			Eiweiß	Kalzium
frische Molke	●				Eiweiß	Kalzium
Kefir, 1,5 % Fett			●		Eiweiß	Kalzium
Kefir, 3,5 % Fett		●			Eiweiß, Fett	Kalzium
Joghurt, fettarm			●		Eiweiß	Kalzium
Joghurt, 3,5 % Fett		●			Eiweiß, Fett	Kalzium
Saure Sahne, 10 % Fett			●		Fett	Kalzium
Schmand			●		Fett	Kalzium
Crème fraîche				●	Fett	
Crème double				●	Fett	
Schlagsahne, 10 % Fett	●				Fett	
Schlagsahne, 30 % Fett	●				Fett	
Kaffeesahne		●			Fett	
Kondensmilch		●			Fett	

Nahrungsmittel	basisch	schwach basisch	schwach sauer	sauer	enthält viel	Mineralien und Spurenelemente
Frischkäse						
Feta				●		Kalzium, Phosphor
Frischkäse, 20% Fett i. Tr.			●		Eiweiß, Fett	Kalzium
Frischkäse, 60% Fett i. Tr.		●			Eiweiß, Fett	Kalzium
Hüttenkäse, 20% Fett i. Tr.			●		Eiweiß, Fett	Kalzium
Mascarpone, 70% Fett i. Tr.		●			Fett	
Mozzarella			●		Eiweiß, Fett	Kalzium
Magerquark			●		Eiweiß	Kalzium
Quark, 20% Fett i. Tr.			●		Eiweiß, Fett	Kalzium
Quark, 40% Fett i. Tr.			●		Fett	Kalzium
Ricotta, 30% Fett i. Tr.			●		Fett	Kalzium
Schichtkäse, 20% Fett i. Tr.			●		Fett	Kalzium
Schichtkäse, 40% Fett i. Tr.			●		Fett	
Gereifter Käse unter 50% Fett i. Tr.						
Brie				●	Fett	Kalzium
Butterkäse				●	Fett	Kalzium
Camembert				●	Fett	Kalzium, Zink
Edamer				●	Fett	Kalzium, Zink

Lebensmitteltabelle

Nahrungsmittel	basisch	schwach basisch	schwach sauer	sauer	enthält viel	Mineralien und Spurenelemente
Emmentaler				●	Fett	Zink, Kupfer
Fontina				●	Fett	
Gouda				●	Fett	Kalzium, Zink
Greyerzer				●	Fett	Kalzium
Harzer				●	Eiweiß, Fett	
Havarti				●	Fett	
Leerdamer				●	Fett	Kalzium
Limburger				●	Fett	Kalzium
Lindenberger				●	Fett	Kalzium
Münsterkäse				●	Fett	Kalzium
Parmesan				●	Eiweiß, Fett	Kalzium
Romadur				●	Fett	Kalzium
Sbrinz				●	Fett	
Schmelzkäse				●	Fett	Kalzium, Phosphor
Tilsiter				●	Fett	Kalzium, Zink
Weißlacker				●	Fett	
Ziegenweichkäse				●	Fett	Kalzium
Gereifter Käse über 50% Fett i. Tr.						
Appenzeller		●			Fett	Kalzium, Kupfer
Bergkäse		●			Fett	Kalzium, Phosphor
Blauschimmelkäse		●			Fett	Kalzium

Nahrungsmittel	basisch	schwach basisch	schwach sauer	sauer	enthält viel	Mineralien und Spurenelemente
Butterkäse		●			Fett	Kalzium
Camembert		●			Fett	Kalzium, Zink
Cheddar		●			Fett	Kalzium, Zink
Edelpilzkäse		●			Fett	Kalzium, Zink
Freiburger Vacherin		●			Fett	
Geheimratskäse		●			Fett	
Gorgonzola		●			Fett	Kalzium
Gouda		●			Fett	Kalzium, Zink
Hobelkäse		●			Fett	Kalzium
Limburger		●			Fett	
Münsterkäse		●			Fett	
Pyrenäenkäse		●			Fett	Kalzium
Romadur		●			Fett	Kalzium
Roquefort		●			Fett	
Tilsiter		●			Fett	
Weißlacker		●			Fett	
Ziegenkäse		●			Fett	Kalzium
Eier						
Eigelb	●				Fett	Phosphor
Eiweiß				●		
Pflanzliche Fette und Öle						
Erdnussöl		●			Fett	
Kokosfett		●			Fett	
Maiskeimöl		●			Fett	

Lebensmitteltabelle

Nahrungsmittel	basisch	schwach basisch	schwach sauer	sauer	enthält viel	Mineralien und Spurenelemente
Margarine	●				Fett	
Olivenöl	●				Fett	
Sesamöl	●				Fett	
Sonnenblumenöl	●				Fett	
Sojaöl	●				Fett	
Walnussöl	●				Fett	
Tierische Fette						
Butter		●			Fett	
Butterschmalz		●			Fett	
Gänseschmalz		●			Fett	
Schweineschmalz		●			Fett	
Rindertalg		●			Fett	
Süßwasserfische						
Aal (Flussaal)				●	Fett	Zink, Phosphor
Barsch				●	Eiweiß	Phosphor
Brachse				●	Eiweiß	
Felchen				●	Eiweiß	Magnesium, Zink, Phosphor
Forelle				●	Eiweiß	Kalium, Magnesium, Phosphor
Hecht				●	Eiweiß	Magnesium, Zink
Karpfen				●	Eiweiß	Kalium, Selen
Lachs				●	Eiweiß, Fett	Kalium, Zink

Nahrungsmittel	basisch	schwach basisch	schwach sauer	sauer	enthält viel	Mineralien und Spurenelemente
Renke				●	Eiweiß	Magnesium, Phosphor
Schleie				●	Eiweiß	Magnesium
Wels (Waller)				●	Eiweiß	
Zander				●	Eiweiß	Magnesium
Seefische						
Flunder				●	Eiweiß	Kalium, Phosphor
Heilbutt				●	Eiweiß	Kalium, Phosphor
Hering				●	Eiweiß	Magnesium
Kabeljau				●	Eiweiß	Kalium, Zink
Katfisch (Steinbeißer)				●	Eiweiß	Magnesium
Lengfisch				●	Eiweiß	
Makrele				●	Fett, Eiweiß	Magnesium, Phosphor
Meeräsche				●	Eiweiß	
Rotbarsch (Goldbarsch)				●	Eiweiß	Magnesium, Phosphor
Rotzunge				●	Eiweiß	
Sardelle				●	Eiweiß	
Sardine				●	Eiweiß	Magnesium, Phosphor
Schellfisch				●	Eiweiß	Magnesium
Scholle				●	Eiweiß	Zink
Schwertfisch				●	Eiweiß	
Seehecht				●	Eiweiß	Kalium
Seelachs				●	Eiweiß	Phosphor

Lebensmitteltabelle

Nahrungsmittel	basisch	schwach basisch	schwach sauer	sauer	enthält viel	Mineralien und Spurenelemente
Seezunge				●	Eiweiß	Kalium, Magnesium
Sprotte				●	Eiweiß	Zink
Steinbutt				●	Eiweiß	Magnesium
Tunfisch				●	Eiweiß	Selen
Meeresfrüchte						
Austern				●	Eiweiß	Zink, Kupfer
Garnelen				●	Eiweiß	Zink, Kupfer
Hummer				●	Eiweiß	Zink, Kupfer
Krebse				●	Eiweiß	Phosphor
Languste				●	Eiweiß	Kalium
Muscheln				●	Eiweiß	Kupfer, Mangan, Selen
Tintenfisch				●	Eiweiß	Natrium
Fleisch						
Kalb				●	Eiweiß	Eisen, Zink, Phosphor
Lamm				●	Eiweiß	Eisen, Zink
Pferd				●	Eiweiß	Eisen
Rind				●	Eiweiß	Eisen, Zink, Phosphor
Schwein				●	Eiweiß	Eisen, Zink, Kalium
Ziege				●	Eiweiß	Eisen

Nahrungsmittel	basisch	schwach basisch	schwach sauer	sauer	enthält viel	Mineralien und Spurenelemente
Wild und Wildgeflügel						
Fasan				●	Eiweiß	
Flugente				●	Eiweiß	
Hase				●	Eiweiß	Kalium, Eisen, Zink
Hirsch				●	Eiweiß	Magnesium, Phosphor
Wildkaninchen, Feldhase				●	Eiweiß	Magnesium, Eisen, Phosphor
Perlhuhn				●	Eiweiß	
Reh				●	Eiweiß	Eisen
Taube				●	Eiweiß	
Wachtel				●	Eiweiß	
Wildschwein				●	Eiweiß	
Geflügel						
Ente				●	Eiweiß	Eisen, Zink, Phosphor
Gans				●	Eiweiß, Fett	Kalium, Eisen
Hähnchen (Brathähnchen)				●	Eiweiß	Magnesium, Eisen, Phosphor
Huhn (Suppenhuhn)				●	Eiweiß, Fett	
Pute (Truthahn)				●	Eiweiß	Magnesium, Zink, Phosphor
Stubenküken				●	Eiweiß	

Lebensmitteltabelle

Nahrungsmittel	basisch	schwach basisch	schwach sauer	sauer	enthält viel	Mineralien und Spurenelemente
Wurst- und Fleischwaren						
Bierschinken				●	Fett, Eiweiß	
Bierwurst				●	Fett, Eiweiß	
Blutwurst				●	Fett, Eiweiß	Eisen
Bockwurst				●	Fett, Eiweiß	Natrium
Bündner Fleisch		●			Eiweiß	Eisen
Cervelat				●	Fett, Eiweiß	Natrium
Corned Beef				●	Eiweiß	
Fleischwurst				●	Fett, Eiweiß	Natrium
Frankfurter Würstchen				●	Fett, Eiweiß	Natrium
Geflügelwurst, mager				●	Eiweiß	
Gelbwurst				●	Fett, Eiweiß	
Göttinger				●	Fett, Eiweiß	
Jagdwurst				●	Fett, Eiweiß	
Lachsschinken		●			Eiweiß	
Leberkäse (Fleischkäse)				●	Fett, Eiweiß	Natrium, Eisen

Nahrungsmittel	basisch	schwach basisch	schwach sauer	sauer	enthält viel	Mineralien und Spurenelemente
Leberpastete				●	Fett, Eiweiß	Eisen
Leberwurst				●	Fett, Eiweiß	Eisen
Mettwurst				●	Fett, Eiweiß	Natrium
Mortadella				●	Fett, Eiweiß	Natrium, Eisen
Münchner Weißwurst				●	Fett, Eiweiß	Natrium
Parmaschinken		●			Eiweiß	Natrium
Rotwurst				●	Fett, Eiweiß	Eisen
Schinken, gekocht				●	Fett, Eiweiß	Natrium, Eisen
Schinken, roh		●			Eiweiß	
Schinkenspeck, roh		●			Fett, Eiweiß	Natrium
Teewurst				●	Fett, Eiweiß	
Thüringer Rotwurst				●	Fett, Eiweiß	Eisen
Wiener Würstchen				●	Fett, Eiweiß	Natrium, Eisen
Getreide, Mehl						
Amaranth			●		Eiweiß	Magnesium, Eisen
Buchweizengrütze				●	Kohlenhydrate	Magnesium

Lebensmitteltabelle

Nahrungsmittel	basisch	schwach basisch	schwach sauer	sauer	enthält viel	Mineralien und Spurenelemente
Buchweizen				●	Kohlenhydrate	Magnesium, Mangan, Kupfer
Gerste				●	Kohlenhydrate	Zink, Mangan
Haferflocken			●		Kohlenhydrate	Magnesium, Eisen, Zink
Hafer				●	Kohlenhydrate	Magnesium, Mangan, Eisen
Hirse			●		Kohlenhydrate	Magnesium, Mangan, Eisen
Naturreis			●		Kohlenhydrate	Magnesium, Selen
Mais		●			Kohlenhydrate	Zink, Selen
polierter Reis				●	Kohlenhydrate	Magnesium, Mangan
Roggen				●	Kohlenhydrate	Magnesium, Mangan, Eisen
Weizen				●	Kohlenhydrate	Magnesium, Mangan, Zink
Roggenmehl				●	Kohlenhydrate	Magnesium, Mangan
Vollkornmehl			●		Kohlenhydrate	Magnesium, Eisen
Weizenmehl				●	Kohlenhydrate	Mangan, Zink

Nahrungsmittel	basisch	schwach basisch	schwach sauer	sauer	enthält viel	Mineralien und Spurenelemente
Brot und Backwaren						
Baguette				●	Kohlenhydrate	Kupfer, Zink
Brezel				●	Kohlenhydrate	Kupfer, Magnesium
Brötchen (Weizenmehl)				●	Kohlenhydrate	Kupfer, Zink, Mangan
Croissant				●	Kohlenhydrate	
Knäckebrot			●		Kohlenhydrate	Zink
Pumpernickel	●					Magnesium, Kalium, Eisen
Roggenmischbrot				●	Kohlenhydrate	Magnesium, Phosphor, Eisen, Zink
Weizenmischbrot, hell				●	Kohlenhydrate	Magnesium, Eisen, Kalium, Zink
Vollkornbrot		●			Kohlenhydrate	Magnesium, Phosphor, Eisen, Kupfer
Vollkornbrötchen		●			Kohlenhydrate	Magnesium, Phosphor, Eisen, Kupfer
Zwieback			●		Kohlenhydrate	

Lebensmitteltabelle

Nahrungsmittel	basisch	schwach basisch	schwach sauer	sauer	enthält viel	Mineralien und Spurenelemente
Teigwaren						
Eiernudeln				●	Kohlenhydrate	
Hartweizengrießnudeln				●	Kohlenhydrate	
Vollkornnudeln			●		Kohlenhydrate	
Hülsenfrüchte und Sprossen						
frische Sprossen	●				Eiweiß	Kalium, Magnesium
Bohnen, weiß			●		Eiweiß	Kalium, Magnesium, Mangan, Phosphor, Eisen, Kupfer, Zink
Erbsen, gelb			●			Magnesium, Mangan, Phosphor, Eisen, Zink, Kupfer
Kichererbsen			●		Eiweiß	Magnesium, Phosphor, Eisen
Kidneybohnen			●		Eiweiß	Kalium, Magnesium
Limabohnen			●		Eiweiß	Kalium, Magnesium, Mangan, Kupfer, Zink

Nahrungsmittel	basisch	schwach basisch	schwach sauer	sauer	enthält viel	Mineralien und Spurenelemente
Linsen				●	Kohlenhydrate	Kalium, Magnesium, Phosphor, Eisen, Kupfer, Zink, Selen
Sojabohnen	●				Eiweiß	Kalium, Magnesium, Mangan, Phosphor, Eisen
Gemüse						
Artischocke			●			Kalium, Magnesium, Mangan, Eisen, Kupfer
Aubergine	●					Kalium
Batate (siehe Süßkartoffel)						
Blattsalate (siehe jeweilige Sorte)						
Bleichsellerie	●					Kalium, Kalzium
Blumenkohl		●				Kalium, Zink
Bohnen, grün	●					Magnesium, Mangan
Brokkoli	●					Kalium, Kupfer, Zink

Lebensmitteltabelle

Nahrungsmittel	basisch	schwach basisch	schwach sauer	sauer	enthält viel	Mineralien und Spurenelemente
Brunnenkresse		●				Kalzium, Eisen
Chicorée	●					
Chinakohl	●					
Eisbergsalat	●					
Endiviensalat	●					Kalium
Erbsen				●		Kalium, Magnesium, Mangan, Kupfer
Feldsalat	●					Kalium, Eisen, Mangan
Fenchel	●					Kalium, Eisen
Frühlingszwiebel	●					
Gartenkresse		●				Kalium, Kalzium, Eisen
Grünkohl		●				Kalium, Kalzium, Magnesium, Mangan
Gurke	●					
Karotte (siehe Möhre)						
Kartoffel	●				Eiweiß	Kalium, Magnesium, Kupfer

Nahrungsmittel	basisch	schwach basisch	schwach sauer	sauer	enthält viel Mineralien und Spurenelemente
Knollensellerie	●				Kalium
Kohlrabi	●				Kalium, Magnesium
Kopfsalat	●				
Kürbis		●			Kalium
Lauch	●				Magnesium, Eisen
Mangold	●				Kalium, Eisen
Möhre	●				Kalium
Paprikaschote	●				Selen
Pastinake	●				Kalium, Magnesium, Mangan, Zink
Portulak	●				Kalium, Magnesium, Eisen
Porree (siehe Lauch)					
Radieschen	●				Kalium
Radicchio	●				
Rettich	●				Kalium
Rhabarber				●	
Romana-Salat	●				
Rosenkohl				●	Magnesium, Zink
Rote Bete	●				Kalium, Magnesium

Lebensmitteltabelle

Nahrungsmittel	basisch	schwach basisch	schwach sauer	sauer	enthält viel	Mineralien und Spurenelemente
Rotkohl		●				Magnesium
Sauerkraut	●					
Schwarzwurzel	●					Kalium, Magnesium, Eisen, Mangan, Kupfer
Spargel				●		Magnesium
Spinat	●					Kalium, Kalzium, Magnesium, Mangan, Eisen
Süßkartoffel	●					Kalium, Magnesium, Kupfer
Tomate				●		Kalium
Topinambur	●					Kalium, Magnesium, Eisen
Weißkohl	●					
Wirsing			●			
Zucchini		●				Eisen
Zuckermais		●				Kalium, Magnesium
Zwiebel	●					
Pilze						
Austernpilze	●					Zink
Birkenpilze	●					Kalium, Eisen
Butterpilze	●					Kupfer

Nahrungsmittel	basisch	schwach basisch	schwach sauer	sauer	enthält viel	Mineralien und Spurenelemente
Champignons	●					Kalium, Zink
Egerlinge	●					
Morcheln	●					Kalium, Phosphor
Pfifferlinge	●					Kalium, Eisen, Kupfer
Rotkappen	●					Kalium
Reizker	●					Kalium
Shiitake	●					
Steinpilze	●					Kalium, Zink, Selen
Trüffel	●					Kalium
Samen, Kerne und Nüsse						
Cashewkerne			●		Fett	Kalium, Magnesium, Zink
Erdnüsse				●	Fett	Kalium, Phosphor, Zink, Mangan
Esskastanien		●				Kalium
Haselnüsse			●		Fett	Kalium, Kalzium, Eisen, Mangan
Kürbiskerne			●		Fett	
Leinsamen, ungeschält			●		Fett	Kalium, Kalzium, Eisen

Lebensmitteltabelle

Nahrungsmittel	basisch	schwach basisch	schwach sauer	sauer	enthält viel	Mineralien und Spurenelemente
Macadamianüsse			●		Fett	
Mandelkerne	●					Kalium, Kalzium, Eisen, Zink
Maronen (siehe Esskastanien)						
Paranüsse	●					Kalium, Phosphor, Selen
Pekannüsse		●			Fett	Kalium
Pinienkerne		●			Fett	Eisen
Pistazienkerne		●			Fett	Kalium, Eisen, Kalzium
Sesamsamen	●				Fett	Kalzium, Eisen, Magnesium
Sonnenblumenkerne, geschält	●				Fett	Phosphor, Magnesium, Kalium
Walnusskerne				●	Fett	Zink, Mangan, Kupfer
Wasserkastanien	●					

Nahrungsmittel	basisch	schwach basisch	schwach sauer	sauer	enthält viel	Mineralien und Spurenelemente
Obst und Obsterzeugnisse						
Ananas		●				Magnesium
Äpfel		●				
Apfelsinen		●				
Aprikosen		●				
Avocados		●				Magnesium
Bananen	●				Kohlenhydrate	Magnesium, Kalium
Birnen		●				
Boysenbeeren		●				
Brombeeren			●			Magnesium, Mangan
Datteln, getrocknet	●				Kohlenhydrate	Kalium, Magnesium
Erdbeeren			●			
Feigen, frisch		●				Magnesium
Grapefruit			●			
Heidelbeeren			●			Mangan
Himbeeren			●			Magnesium
Honigmelonen		●				Kalium
Johannisbeeren			●			Magnesium, Kalium
Kakifrüchte		●				
Kapstachelbeeren			●			
Karambolen		●				
Kirschen, sauer	●		●			
Kirschen, süß		●				

Lebensmitteltabelle

Nahrungsmittel	basisch	schwach basisch	schwach sauer	sauer	enthält viel	Mineralien und Spurenelemente
Kiwis			●			Magnesium, Kalium
Korinthen	●				Kohlenhydrate	Kalium, Kalzium
Kumquats			●			Natrium
Litschis		●				
Mandarinen		●				
Mangos		●				Magnesium
Maracujas		●				Magnesium, Eisen
Mirabellen		●				
Nektarinen		●				
Oliven		●				
Orangen		●				Kalzium
Papayas		●				Magnesium
Passionsfrüchte (siehe Maracujas)						
Pfirsiche		●				
Pflaumen		●				
Preiselbeeren			●			
Quitten		●				
Renekloden		●				
Rosinen	●				Kohlenhydrate	Kalium
Stachelbeeren			●			
Wassermelonen		●				Kalium
Weintrauben		●				
Zitronen		●				Magnesium

ERSTELLEN SIE IHR TAGESPROFIL

Der erste Schritt hin zu einer dauerhaften Säure-Basen-Balance ist die Bestandsaufnahme Ihres derzeitigen Säure-Basen-Haushalts. Dies geht am einfachsten über eine Messung der pH-Werte in Ihrem Urin mithilfe der dem Buch beiliegenden Teststreifen.

SCHWANKUNGEN SIND NORMAL

Der pH-Wert des Urins ändert sich im Lauf eines Tages immer wieder, da zu verschiedenen Tageszeiten unterschiedlich viele Säuren und Basen über den Urin ausgeschieden werden. Das heißt aber auch, dass selbst bei Menschen, die in einem nahezu idealen Säure-Basen-Gleichgewicht leben, die pH-Werte des Urins innerhalb von 24 Stunden zwischen den Werten 5,0 und 8,5 schwanken. Für Ihr ganz persönliches Säure-Profil benötigen Sie deshalb sieben Messungen, die über den Tag verteilt durchgeführt werden.

Zeitpunkte der Messungen (siehe rechts):
- (1) vor dem Frühstück (ca. 7 Uhr)
- (2) am Vormittag (ca. 10 Uhr)
- (3) vor dem Mittagessen (ca. 12 Uhr)
- (4) am Nachmittag (ca. 15 Uhr)
- (5) vor dem Abendessen (ca. 18 Uhr)
- (6) 3 Stunden nach dem Abendessen
- (7) vor dem Schlafengehen (ca. 23 Uhr)

Das ideale Urin-pH-Tagesprofil
Die folgende Grafik zeigt gut, dass es nicht den einen Idealwert gibt, sondern dass es sich eigentlich um einen Idealbereich (weiß dargestellt) handelt.

Erstellen Sie Ihr Tagesprofil

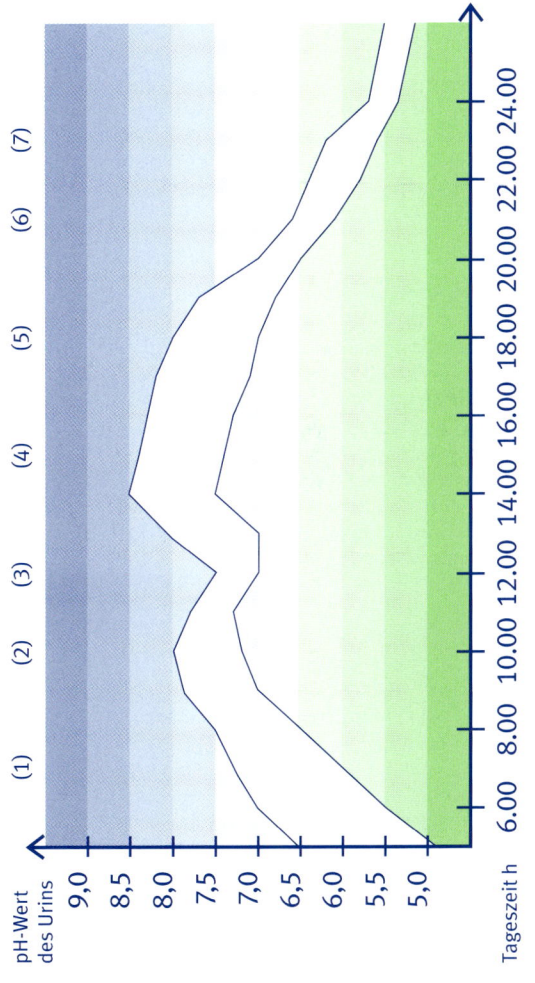

JETZT SIND SIE AN DER REIHE

Teststreifen

Die dem Buch beigelegten Teststreifen verfärben sich je nach pH-Wert unterschiedlich, sodass Sie selbst kleinste pH-Schwankungen gut ablesen können (siehe Farbskala im Umschlag hinten). Sie können den Teststreifen entweder direkt kurz in den Urinstrahl halten oder den Urin zunächst in einem Glas auffangen und den Streifen dann hineinhalten.

Wichtig ist, dass die Messungen genau nach Zeitplan erfolgen. Um ein möglichst repräsentatives Ergebnis zu erzielen, sollten Sie am Tag vor dem Test sowie am Testtag möglichst auf zusätzliche basische Mineralstoffe verzichten und nur drei Mahlzeiten essen. Zwischenmahlzeiten und Naschereien an diesem Tag bitte weglassen.

Werte genau eintragen

Die sieben erreichten Werte zeichnen Sie in die nebenstehende Tabelle ein. Wenn Sie die Messpunkte verbinden, entsteht Ihre Tagesprofilkurve, die idealerweise innerhalb des weißen Bereichs liegen sollte.

Messung später wiederholen

Vielleicht fühlen Sie sich schon durch kleine Abweichungen von der »Traumkurve« angespornt, nun doch einmal etwas an Ihren Ernährungs- und Lebensgewohnheiten zu ändern. Wenn Sie beispielsweise die nachfolgende Wochenendkur beherzigt haben, sollten Sie danach die Messung noch einmal wiederholen, um zu sehen, ob Ihre Aktion bereits Früchte trägt. Besorgen Sie sich dafür weitere Teststreifen in einer Apotheke. Es werden unterschiedliche Formen angeboten: Einzelstreifen oder Rolle. Wichtig ist, dass der pH-Bereich von 5,0 bis 8,0 abgedeckt ist und die verschiedenen pH-Stufen durch deutliche Verfärbung des Papiers erkennbar sind.

Erstellen Sie Ihr Tagesprofil

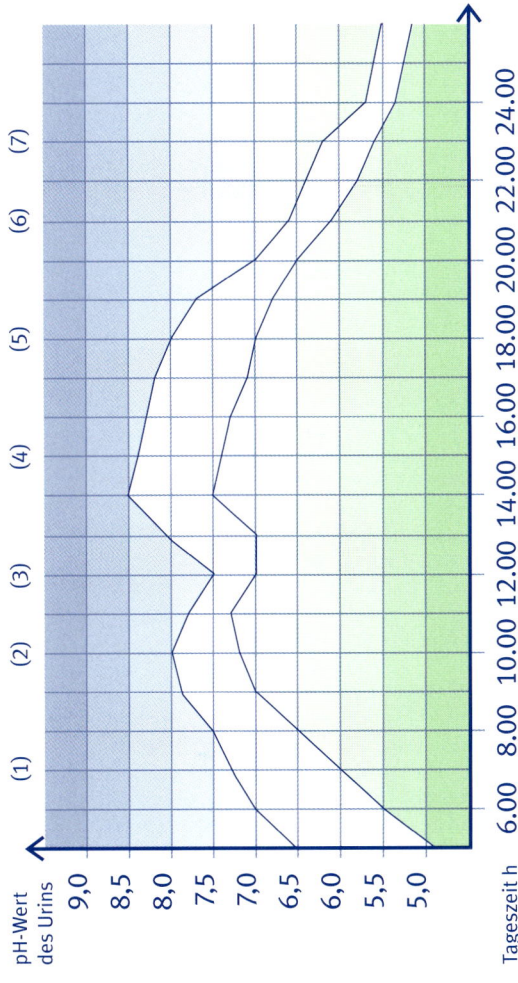

Die Basische Wochenendkur

Am besten starten Sie am Wochenende in ein neues basisches Leben. Kaufen Sie am Freitag bereits alles ein, was Sie für die nächsten zwei Tage brauchen und planen Sie an diesen Tagen keine größeren Aktivitäten. So können Sie sich ganz auf Ihren Körper und die Umstellung konzentrieren. Bereits nach diesem Wochenende werden Sie sich so vital und gesund fühlen, dass Ihnen die längerfristige Umstellung Ihrer Ernährung und Lebensweise ganz selbstverständlich erscheint.

So gehen Sie vor

Stellen Sie sich aus den folgenden Rezepten einen Speiseplan für zwei Tage zusammen. Kaufen Sie zusätzlich zu den benötigten Lebensmitteln ein basisches Mineralstoffpräparat, das Sie in Naturkostläden, Drogerien und Apotheken als Pulver sowie in Tablettenform erhalten. Planen Sie an diesem Wochenende auch ein leichtes Fitness-Training ein, wobei Walking, Radfahren oder Schwimmen – auch für Ungeübte – ideal sind.

Vorab einige Grundregeln
Für die Zusammenstellungen der Kur-Mahlzeiten gibt es einige Grundregeln, die für alle Tage zutreffen und deshalb vorab genannt werden sollen. Die nachfolgenden Rezepte sollen im Anschluss zeigen, wie die Grundregeln im täglichen Leben umgesetzt werden können.

Die Basische Wochenendkur

Frühstück:
- Vollkornbrot oder Knäckebrot mit Frischkäse, Magerquark, Honig und Früchten

oder
- Getreidemüsli mit frischem Obst

oder
- Naturjoghurt mit frischen Früchten

Zwischenmahlzeit Vormittag:
- Rohkostsalat oder frische Früchte der Saison

oder
- Sauermilchprodukte

oder
- Reiswaffeln

Mittagessen:
- Gemüsegerichte

oder
- 80 bis 100 Gramm mageres Fleisch oder Fisch mit gedämpftem Gemüse oder Salat

Zwischenmahlzeit Nachmittag:
- Sauermilchprodukte

oder
- Reiswaffeln

Abendessen:
- Kartoffelgerichte

oder
- Gemüsegerichte (gegart)

Alle nachfolgenden Rezepte sind für 1 Person berechnet.

Feines fürs Frühstück

Vollkornmüsli mit Beeren

Zutaten:
150 g Magerquark
1 EL stilles Mineralwasser
1 TL Basenpulver
150 g frische Beeren, z. B. Himbeeren, Erdbeeren oder Heidelbeeren
2 EL kernige Haferflocken

Zubereitung:
Den Magerquark mit dem Mineralwasser und dem Basenpulver glatt rühren. Die Beeren kalt abbrausen, verlesen und putzen. Den Quark mit den Haferflocken vermischen und die Beeren darauf anrichten.

Getreideflockenmüsli mit Banane

Zutaten:
25 g Vollkorn-Getreideflocken
100 ml Magermilch
1 TL Basenpulver
1 Banane
1 EL Magerjoghurt

Zubereitung:
Die Getreideflocken mit der Milch verrühren und etwa 30 Minuten quellen lassen. Das Basenpulver unterrühren. Die Banane schälen, in Scheiben schneiden und mit dem Joghurt nicht zu stark erhitzen. Unter die Flockenmischung rühren und abkühlen lassen.

Die Basische Wochenendkur

Vollkornbrot mit Frischkäse und Früchten

Zutaten:
100 g körniger Frischkäse
1 TL Basenpulver
1 Scheibe Vollkornbrot
1 Scheibe Vollkorn-Knäckebrot
200 g Honigmelone
1 TL flüssiger Honig

Zubereitung:
Den Frischkäse mit dem Basenpulver verrühren und die Brote damit bestreichen. Das Fruchtfleisch der Melone in dünne Scheiben schneiden und auf den Broten verteilen. Mit etwas Honig beträufeln.

Früchte-Carpaccio mit Joghurt

Zutaten:
1 Kiwi
200 g Erdbeeren
200 g Naturjoghurt
1 TL Basenpulver

Zubereitung:
Die Kiwi schälen und in dünne Scheiben schneiden. Die Erdbeeren waschen, putzen und ebenfalls in feine Scheiben schneiden. Die Früchte überlappend auf einem Teller anrichten. Den Joghurt mit dem Basenpulver verrühren und über die Früchte geben.

> **TIPP:**
> Zum Munterwerden sollten Sie vor dem Frühstück 15 Minuten sanft laufen oder walken. Das bringt den Kreislauf in Schwung und regt den Stoffwechsel an.

SNACKS FÜR ZWISCHENDURCH

Rohkostsalat
Zutaten:
1/4 Salatgurke
1 rote Paprikaschote
1 Möhre
1 EL Olivenöl
Rotweinessig
Salz und Pfeffer
einige Blättchen Basilikum

Zubereitung:
Das Gemüse waschen bzw. schälen und putzen. Gurke, Paprika und Möhre in mundgerechte Stücke schneiden und in einem tiefen Teller vermengen. Das Öl mit Essig, Salz und Pfeffer verrühren und über das Gemüse träufeln. Das Basilikum zerrupfen und darüber streuen.

Fitness-Drink
Zutaten:
1/4 Salatgurke
1/8 l Kefir (Magerstufe)
1 TL Basenpulver
Salz und Pfeffer
1 TL frische Dillspitzen

Zubereitung:
Die Gurke schälen, entkernen, würfeln und mit dem Kefir im Mixer pürieren. Das Basenpulver unterrühren und den Drink mit Salz, Pfeffer und Dill würzen.

Gefüllte Tomate
Zutaten:
1 reife Tomate
50 g Magerquark
1 TL Basenpulver
1–2 TL Schnittlauchröllchen

Zubereitung:
Die Tomate waschen, einen Deckel abschneiden und das Innere mit einem Löffel herauskratzen. Den Magerquark mit dem Basenpulver und dem Schnittlauch verrühren und die Tomate damit füllen.

HINWEIS:
Vermeiden Sie starkes Würzen. Salz und Pfeffer sollten Sie, wenn überhaupt, nur in Spuren verwenden und den Gerichten stattdessen mit diversen frischen Kräutern Geschmack und Aroma geben.

Avocado-Snack
Zutaten:
1 kleine Avocado
1 TL Zitronensaft
50 g Tiefseegarnelen
etwas fein gehackte Petersilie

Zubereitung:
Die Avocado schälen, längs halbieren, vom Stein befreien und in dünne Spalten schneiden. Einen Teller damit auslegen und die Avocadoscheiben mit Zitronensaft beträufeln. Die Garnelen darauf verteilen und den Avocado-Snack mit der Petersilie bestreut servieren.

Mittags basisch schlemmen

Gemüserisotto
Zutaten:
1 Zwiebel
1 Knoblauchzehe
1 Zucchini
50 g Zuckerschoten
1 EL Olivenöl
40 g Naturreis
$^1/_8$ l Gemüsebrühe
frische Kerbelblättchen

Zubereitung:
Die Zwiebel und den Knoblauch schälen und fein hacken. Die Zucchini und die Zuckerschoten waschen, putzen, die Zucchini in kleine Würfel schneiden. Das Öl erhitzen, Zwiebel und Knoblauch darin glasig dünsten. Den Reis und die Zucchiniwürfel zugeben, andünsten und die Gemüsebrühe angießen. 10 Minuten bei mittlerer Hitze köcheln lassen. Die Zuckerschoten untermischen und weitere 10 Minuten garen, bis der Reis weich ist. Inzwischen den Kerbel waschen, trockentupfen, die Blättchen abzupfen und über den Risotto streuen.

Tipp:

Vergessen Sie nicht, ausreichend Flüssigkeit zu sich zu nehmen. Über den Tag verteilt sollten Sie mindestens 2 Liter trinken, am besten stilles Mineralwasser oder ungesüßten Kräutertee. Damit die Nahrung optimal verdaut und verstoffwechselt werden kann, sollten Sie etwa 30 Minuten vor und nach dem Essen sowie zu den Mahlzeiten aufs Trinken verzichten.

Die Basische Wochenendkur

Hähnchenbrust asiatisch

Zutaten:
100 g Hähnchenbrustfilet
150 g Brokkoli
1 Möhre
$^1/_2$ rote Chilischote
1 kleine Zwiebel
1 TL Olivenöl
50 g Mungobohnensprossen
100 ml Gemüsebrühe
2 EL Sojasauce

Zubereitung:
Die Hähnchenbrust in schmale Streifen schneiden. Den Brokkoli und die Möhre waschen und putzen bzw. schälen. Den Brokkoli in Röschen teilen, die Möhre in sehr feine Streifen schneiden. Die Chili halbieren, von Samen und Scheidewänden befreien und fein hacken. Die Zwiebel schälen und fein würfeln. Chilischote und Zwiebel im heißen Olivenöl glasig dünsten, das Hähnchenfleisch zugeben und unter Wenden von allen Seiten anbraten. Das Fleisch aus der Pfanne heben und warm stellen. Brokkoli, Möhrenstreifen und Mungobohnensprossen in das Bratfett geben und unter Rühren anbraten. Die Gemüsebrühe angießen und das Gemüse in etwa 10 Minuten bissfest garen. Das Fleisch unter das Gemüse mischen und mit der Sojasauce würzen.

Variante:
Anstelle von Hähnchenbrustfilet können Sie auch Rinder- oder Schweinefilet verwenden. Da die Sojasauce leicht salzig schmeckt, können Sie durchaus auf zusätzliches Salz verzichten.

Gebratener Wolfsbarsch mit grünem Spargel

Zutaten:
400 g grüner Spargel
Salz
125 g Wolfsbarschfilet mit Haut
1 TL Olivenöl
1 TL Pinienkerne
frisch gemahlener Pfeffer
1 TL Zitronensaft
etwas frische Brunnenkresse

Zubereitung:
Den Spargel waschen, das untere Drittel der Stangen schälen und die harten Enden abschneiden. Reichlich Salzwasser aufkochen und den Spargel darin in etwa 15 Minuten bissfest garen. Inzwischen das Fischfilet waschen, trockentupfen und im heißen Olivenöl auf der Hautseite 2 Minuten braten. Den Fisch wenden und bei kleiner Hitze weitere 2 Minuten braten. Den Spargel aus dem Wasser heben und gut abtropfen lassen. Die Pinienkerne in einer Pfanne ohne Fett goldbraun rösten. Den Spargel auf einer Platte anrichten, mit den Pinienkernen bestreuen und den Fisch daneben anrichten. Mit Pfeffer, Zitronensaft und Brunnenkresse würzen.

Tipp:
Frische Kräuter geben Ihren Gerichten zusätzliche Power. Besonders wertvoll: frische Brunnenkresse und Kerbel. Beide Kräuter haben einen hohen Gehalt an Vitamin C und Eisen und stärken damit das Immunsystem. Wichtig: Damit die wertvollen ätherischen Öle erhalten bleiben, sollten Sie die Kräuter nicht erhitzen, sondern sie nur waschen, trockentupfen und erst kurz vor dem Servieren über das Gericht streuen bzw. unter das Gericht mengen.

Geniessen am Abend

Kartoffel-Gemüse-Gratin
Zutaten:
1 Möhre
2 Stangen Staudensellerie
Salz
3 gekochte Kartoffeln
Butter für die Form
frisch gemahlener Pfeffer
5 EL süße Sahne
1 Eigelb
1 EL frisch geriebener Parmesan
1 TL frischer Kerbel

Zubereitung:
Die Möhre schälen, die Selleriestangen abziehen, beides in feine Scheiben schneiden und in kochendem Salzwasser blanchieren. Gut abtropfen lassen. Die Kartoffeln schälen und in Scheiben schneiden. Eine feuerfeste Form mit Butter ausfetten und mit den Kartoffelscheiben dachziegelartig auslegen. Mit Pfeffer übermahlen. Das Gemüse darauf verteilen. Die Sahne mit dem Eigelb und dem Parmesan verrühren, über das Gemüse gießen. In den auf 175 °C vorgeheizten Backofen schieben und in etwa 30 Minuten überbacken. Vor dem Servieren mit den Kerbelblättchen bestreuen.

Variante:
Das Gemüse können Sie nach Lust, Laune und Saison variieren (siehe auch »Saisonkalender für Gemüse« Seite 24/25). Eine besonders leckere Variante entsteht, wenn Sie zum Beispiel anstelle von Möhren und Staudensellerie 250 g Egerlinge oder Shiitake-Pilze verwenden.

HINWEIS:

Die ideale Zeit fürs Abendessen ist zwischen 18 und 20 Uhr. Später sollten Sie nur in Ausnahmefällen essen. Zwischen dem Abendessen und dem Zubettgehen sollten jedoch immer mindestens drei Stunden liegen.
Gut für den Körper und auch für die Seele ist ein kleiner Verdauungsspaziergang vor dem Schlafengehen.

Pellkartoffeln mit Kräuterquark

Zutaten:
300 g neue Kartoffeln
Salz
150 g Magerquark
1 EL stilles Mineralwasser
$1/2$ Bund gemischte Kräuter (z. B. Petersilie, Dill, Schnittlauch, Zitronenmelisse)

Zubereitung:
Die Kartoffeln unter fließendem Wasser gut abbürsten und in leicht gesalzenem Wasser in etwa 20 Minuten weich kochen. Den Magerquark mit dem Mineralwasser verquirlen. Die Kräuter kalt überbrausen, trockenschütteln, die Blättchen abzupfen und ohne die groben Stiele fein hacken. Die Kräuter unter den Quark ziehen. Die Kartoffeln abgießen, kalt abschrecken und kurz ausdampfen lassen. Nicht pellen! Die heißen Kartoffeln mit dem Kräuterquark anrichten.

TIPP:

Wenn Kartoffeln gekocht werden sollen, die Knollen immer nur gründlich unter fließendem Wasser abbürsten und mit der Schale garen – so bleiben mehr Inhaltsstoffe, vor allem aber das hochwertige Eiweiß, erhalten. Wer die Schale – vor allem bei neuen Kartoffeln – mitisst, nimmt zusätzliche Ballaststoffe zu sich.

Bunte Gemüsesuppe

Zutaten:
2 Frühlingszwiebeln
$1/4$ kleiner Blumenkohl
100 g frische Bohnen
2 Tomaten
1 TL Olivenöl
frisch geriebene Muskatnuss
Salz
frisch gemahlener Pfeffer
1 TL feine Schnittlauchröllchen

Zubereitung:
Die Frühlingszwiebeln putzen und in feine Ringe schneiden. Den Blumenkohl putzen und in kleine Röschen teilen. Die Bohnen waschen, putzen und in mundgerechte Stücke brechen. Die Tomaten kreuzweise einritzen, kochend heiß überbrühen und häuten. Die Tomaten vierteln, entkernen und das Fruchtfleisch würfeln. Das Olivenöl in einem Topf erhitzen und die Frühlingszwiebeln darin glasig dünsten. Das restliche Gemüse zugeben, kurz andünsten und etwa $1/2$ Liter Wasser angießen. Bei mittlerer Hitze 15 Minuten köcheln lassen. Die Suppe mit Muskatnuss, Salz und Pfeffer abschmecken und erst kurz vor dem Servieren mit den frisch gehackten Schnittlauchröllchen bestreuen.

Variante:
Wer möchte, kann die Suppe mit dem Stabmixer pürieren und mit 1 EL süßer Sahne verfeinern.

RICHTIG ESSEN IN RESTAURANT UND KANTINE

Sie gehen gern ins Restaurant oder essen in der Kantine? Kein Problem. Hier finden Sie Vorschläge, wie Sie mit den richtigen Beilagen einer Übersäuerung vorbeugen können.

Gericht	Falsche Beilage/Zubereitung → Säure-Überschuss
Vorspeisen	
Garnelencocktail	Cocktailsauce mit Mayonnaise
Roher Schinken	mit Toast und Butter
Fisch- oder Fleischsülze	mit Röstkartoffeln
Tartar von Lachs oder Fleisch	mit Toast und Butter
Carpaccio	mit Parmesan und Weißbrot
Suppen	
Gemüsesuppe	mit Sahne gebunden und mit Croûtons
Nudelsuppe	mit Rinderbouillon
Hühnersuppe	mit Nudeln und Hühnerfleisch
Kartoffelsuppe	mit Wiener Würstchen und Speckwürfeln
Eintopf	mit Fleisch
Linseneintopf	mit Pfälzer oder Wiener Würstchen
Hauptgerichte	
Gebratener Fisch	mit Reis und Buttergemüse
Gebackenes Fischfilet	mit Pommes frites und Mayonnaise
Forelle / Renke	in Butter gebraten
Fischfilet	mit Nudeln und Sahnesauce
Fischgulasch	mit Butterreis
Tintenfisch	paniert und frittiert mit Knoblauchbrot
Meeresfrüchte	frittiert oder gebacken mit Mayonnaise-Dip

Richtig essen in Restaurant und Kantine

Richtige Beilage/Zubereitung → Säure-Basen-Balance	Gericht
	Vorspeisen
Cocktailsauce mit Sauerrahm	Garnelencocktail
mit Vollkornbrot und Melone	Roher Schinken
mit Gemüse oder Salat	Fisch- oder Fleischsülze
mit Vollkornbrot oder Vollkorn-Knäcke	Tartar von Lachs oder Fleisch
mit Rucola	Carpaccio
	Suppen
klare Gemüsebrühe mit Gemüsestreifen	Gemüsesuppe
mit Gemüsebrühe	Nudelsuppe
mit Gemüse	Hühnersuppe
mit frischem Gemüse und gerösteten Kürbiskernen	Kartoffelsuppe
mit Gemüse und Kartoffeln	Eintopf
mit Lauch, Karotten und Kartoffeln	Linseneintopf
	Hauptgerichte
mit Blattspinat und Pellkartoffeln	Gebratener Fisch
mit Kräuterkartoffeln und Salat	Gebackenes Fischfilet
im Wurzelsud gesotten	Forelle / Renke
mit Petersilienkartoffeln	Fischfilet
mit Salzkartoffeln	Fischgulasch
gegrillt mit Gemüse und Salat	Tintenfisch
gegrillt mit Olivenöl und Zitrone	Meeresfrüchte

Gericht	Falsche Beilage/Zubereitung → **Säure-Überschuss**
Brathähnchen	mit Pommes frites
Putengeschnetzeltes	mit Butternudeln
Ente	mit Kartoffelgratin und Rahmwirsing
Rinderbraten	mit Röstkartoffeln und Sauce
Kalbsbraten	mit Spätzle und Sahnesauce
Lammbraten	mit griechischen Nudeln
Schweinebraten	mit Semmelknödel
Schweinemedaillons	in Sahnesauce mit Reis
Steak	mit Pommes frites und Grillsauce
Cordon bleu	mit Röstkartoffeln
Gulasch	mit Fingernudeln
Wiener Schnitzel	mit Röstkartoffeln
Rahmschnitzel	mit Reis
Naturschnitzel	mit Reis und Gemüse in Sahnesauce
Kotelett	gebraten mit Pommes frites
Zwiebelrostbraten	mit Röstkartoffeln
Gemüse	mit Sahne- oder Buttersauce
Spargel	mit Schinken und Omelett
Grünkohl	mit Mettwürstchen
Steinpilze	in Sahnesauce mit Speckwürfeln und Semmelknödel
Nudeln	mit Sahnesauce oder Hackfleischsauce
Lasagne	mit Hackfleisch
Pizza	mit Salami, Käse und Schinken
Risotto	mit Fleischstreifen und Parmesan
Desserts	
Obstsalat	mit Zabaione
Eis	mit Waffeln und Likör
Parfait	mit karamellisierten Früchten
Vanillepudding	mit Schokoladensauce

Richtig essen in Restaurant und Kantine

Richtige Beilage/Zubereitung → Säure-Basen-Balance	Gericht
mit Salat und Petersilienkartoffeln	Brathähnchen
mit Kartoffelpüree	Putengeschnetzeltes
mit Kartoffelknödel und Blaukraut	Ente
mit Kartoffeln und gedünstetem Gemüse	Rinderbraten
mit Salzkartoffeln und Salat	Kalbsbraten
mit Pellkartoffeln und gedünstetem Gemüse	Lammbraten
mit Kartoffelknödel	Schweinebraten
mit frischen Pilzen und Ofenkartoffel	Schweinemedaillons
mit Ofenkartoffel und Sauerrahm	Steak
mit Blattsalaten	Cordon bleu
mit Pellkartoffeln	Gulasch
mit Kartoffel-Gurken-Salat	Wiener Schnitzel
mit Petersilienkartoffeln und Salat	Rahmschnitzel
mit Salatplatte	Naturschnitzel
gegrillt mit gedünstetem Gemüse	Kotelett
mit Kartoffelpüree	Zwiebelrostbraten
gedünstet mit frischen Kräutern	Gemüse
mit neuen Kartoffeln, Zitrone und Kopfsalat	Spargel
mit Kartoffeln	Grünkohl
in Butter gebraten mit frischen Kräutern und Ofenkartoffel	Steinpilze
mit Gemüsesauce	Nudeln
mit Gemüse	Lasagne
mit Spinat oder Rucola	Pizza
mit Gemüse oder Pilzen	Risotto
	Desserts
mit Joghurt	Obstsalat
mit frischen Früchten	Eis
mit frischen Beeren	Parfait
mit frischen Erdbeeren	Vanillepudding

RELAXPROGRAMM FÜR KÖRPER UND SEELE

Sie haben vor, am Wochenende etwas für Ihren Säure-Basen-Haushalt zu tun? Dann ist die richtige Ernährung sicherlich ein bedeutender Punkt, doch auch Ihr körperliches und seelisches Wohlbefinden sollte nicht zu kurz kommen. Anbei finden Sie neben einer Auswahl an Wohlfühltechniken auch pflegende und entsäuernde Duschen und Bäder, mit deren Hilfe sich Ihr Körper über sein größtes Organ, die Haut, von Säuren befreien kann. Jetzt ist aber auch der richtige Zeitpunkt, sich etwas Bewegung zu verschaffen: Suchen Sie sich eine Sportart aus der Hitliste der nachfolgenden Ausdauersportarten aus (siehe S. 91) und nichts wie raus! Genießen Sie das Gefühl, wieder einmal etwas für sich und Ihren Körper zu tun.

WOHLFÜHLTECHNIKEN, DIE MUNTER MACHEN

Damit Ihr Tag in Zukunft immer gut anfängt, hier drei Wohlfühltechniken, die Ihren Kreislauf in Schwung bringen und damit beim Entsäuern helfen.

Bewusst atmen
Stellen Sie sich jeden Morgen – sofern draußen keine Minusgrade herrschen – an das geöffnete Schlafzimmerfenster, Beine leicht gespreizt, Knie leicht gebeugt. Legen Sie die Handflächen auf den Bauch und atmen Sie tief durch die Nase ein. Halten Sie dann einige Sekunden die Luft an. Nun atmen Sie langsam durch den geöffneten Mund wieder aus. Zählen Sie langsam bis fünf, dann beginnen Sie wieder mit dem tiefen Einatmen. Diese Atemübung sollten Sie zehnmal wiederholen. Versuchen Sie während der Übung, ganz bewusst Ihre Atmung zu begleiten.

Relaxprogramm für Körper und Seele

Dehnen

Einmal am Tag, am besten gleich morgens, sollten Sie Ihren Körper richtig dehnen. Das macht nicht nur munter, sondern Sie unterstützen damit auch noch die Funktion des Binde-, Stütz- und Muskelgewebes.

➤ **1. Übung:** Stellen Sie sich wieder mit leicht gespreizten Beinen hin, strecken Sie die Arme so weit wie möglich nach oben und versuchen Sie, abwechselnd mit den Händen nach der Decke zu greifen. Zehnmal mit der linken Hand, zehnmal mit der rechten.

➤ **2. Übung:** Lassen Sie die gestreckten Arme in der Luft und beugen Sie sich langsam, am Kopf beginnend, Wirbel für Wirbel nach vorn – so weit wie möglich. Verweilen Sie kurz am tiefsten Punkt, bevor Sie sich wieder langsam Wirbel für Wirbel aufrichten. Wiederholen Sie die Übung dreimal.

➤ **3. Übung:** Legen Sie Ihren gestreckten Fuß mit der Ferse auf einen Stuhl, legen Sie die Hände locker auf das gestreckte Knie. Nun beugen Sie langsam Ihren Oberkörper nach vorn Richtung Knie. Zehn Sekunden verweilen, dann wieder langsam aufrichten. Wiederholen Sie die Übung mit dem anderen Bein.

Trockenbürsten

Zum Abschluss Ihres Wohlfühlprogramms am Morgen gönnen Sie sich eine Bürstenmassage, das bringt den Kreislauf in Schwung. Dazu brauchen Sie zwei Massagebürsten mit Naturhaarborsten. Meist liegen den Bürsten Anleitungen zur richtigen Bürstenmassage bei. Weitere und ausführliche Infos zu Massagetechniken finden Sie in den entsprechenden Fachbüchern.

> ! **HINWEIS:**
> Wer unter Krampfadern leidet, trotzdem aber auf das Trockenbürsten nicht verzichten will, muss die betroffenen Zonen an den Beinen unbedingt auslassen. Sprechen Sie auf jeden Fall mit Ihrem Arzt.

ENTSÄUERNDE DUSCHEN UND BÄDER

Hier wird das Badezimmer zum Kurort! Egal ob Sie Dusche oder Wanne vorziehen, hier finden Sie mehr als nur Entsäuerung, denn das Angebot reicht von der wechselwarmen Dusche fürs Munterwerden bis hin zum Molkebad, das entsäuert und von außen pflegt.

Wechselduschen
Beginnen Sie die Dusche mit warmem Wasser. Sobald Ihr Körper gut aufgewärmt ist, duschen Sie sich kalt ab. Beginnen Sie an den Füßen und gehen Sie dann langsam an den Beinen nach oben. Nun schrecken Sie die Arme ab – auch hier starten Sie am Unterarm und wandern dann mit dem kalten Strahl langsam Richtung Schulter. Rücken und Bauch lassen Sie zunächst aus, bis sich Ihr Körper an die Wechselduschen gewöhnt hat.

Molkebad
Molkepulver erhalten Sie in Naturkostläden, Drogerien und Apotheken. Ein Molkebad unterstützt über die Entsäuerung und Entgiftung den Organismus, regt den Stoffwechsel an und pflegt außerdem die Haut. Nach dem Bad sollten Sie sich 15 bis 30 Minuten Ruhe gönnen.

Meersalz-Algen-Bad
Den natürlichen Badezusatz mit den Wirkkräften von Meeresalgen und Meersalz gibt es in Naturkostläden und Apotheken. Das Bad entgiftet, entsäuert und belebt. Die ideale Badetemperatur beträgt 35 °C, die ideale Badedauer 15 bis 20 Minuten. Wichtig: Gönnen Sie sich 20 Minuten Ruhezeit nach dem Bad.

Heublumenbad
Geben Sie 1 kg Heublumen in einen großen Topf und gießen Sie 5 Liter kaltes Wasser an. Langsam zum Kochen bringen und 20 Minuten bei kleiner Hitze köcheln

lassen. Gießen Sie das Heublumenwasser durch ein Sieb und geben Sie den Sud ins warme Badewasser. Die ideale Wassertemperatur beträgt 38 °C, die ideale Badedauer 30 Minuten. Ruhen Sie sich nach dem Bad gut zugedeckt noch 30 Minuten aus. Getrocknete Heublumen erhalten Sie in der Apotheke.

EIN BISSCHEN SPORT TUT GUT

Jeder weiß, dass wir unseren Körper mit Bewegung unterstützen können, überschüssiges Fett zu verbrennen. Doch wussten Sie auch, dass Bewegung – bei richtiger Auswahl der Sportart und entsprechender Dosierung – Ihrem Körper hilft, überschüssige Säuren loszuwerden?

Des Rätsels Lösung ist ganz einfach: Bewegung regt die Atmung an, sodass pro Atemzug mehr Säuren ausgestoßen werden können, als dies im Ruhezustand der Fall ist. Die positiven Folgen sind schnell messbar: Die Säurekonzentration im Urin nimmt deutlich ab.

SPORT WIRKT ...

Vernünftig dosierter und regelmäßiger Sport fordert unseren Körper und sorgt dafür, dass die Säureventile Lunge und Haut angeregt und gestärkt werden.

Auswirkung im Körper	Im Ruhezustand	Bei mittlerer Belastung	Bei Höchstleistung
Sauerstoffverbrauch	250 ccm/min.	2500 ccm/min.	5000 ccm/min.
Atemvolumen	ca. 5 l/min.	50–70 l/min.	120 l/min.
Pulsschlag pro Minute	ca. 70	120–150	ca. 200
Blutfluss	4–5 l/min.	ca. 15 l/min.	ca. 35 l/min.

Den richtigen Sport betreiben ...

Wer seinen Körper mithilfe von körperlicher Betätigung, sprich Sport, zusätzlich entgiften will, sollte sorgfältig auswählen: Ideal sind in diesem Fall alle Sportarten, bei denen man sich viel und vor allem ausdauernd bewegt, während Sportarten mit einem eher geringen oder einseitigem Bewegungsanteil oder einseitigem (z. B. Bodybuilding, Geräteturnen, Segeln oder Surfen) zum Entgiften eher ungeeignet sind.

Wichtig ist auch, dass Sie Ihren Körper nicht wochen- und monatelang vernachlässigen, um ihn dann ohne jede Vorbereitung zu Höchstleistungen zu treiben. Ideal ist es hingegen, jeden Tag einmal ins Schwitzen zu kommen, das Minimum liegt bei dreimal pro Woche. Denken Sie daran, immer erst langsam anzufangen und das Tempo dann allmählich zu steigern.

... und dabei nicht übertreiben

Übertreiben Sie nicht, denn damit erreichen Sie genau das Gegenteil: Überanstrengung führt dazu, dass das Puffersystem überlastet ist und es zu lokalen Übersäuerungszuständen kommt. Die Folge ist der schmerzhafte Muskelkater. Dem sollten Sie übrigens bereits vor dem Sport vorbeugen, denn etwas Säure fällt beim Training immer an: Nehmen Sie vor dem Sport ausreichend basische Nahrung zu sich. Doch auch nach dem Sport sollten Sie an die entsprechende »Nachsorge« denken: Wer seinen Hunger dann mit einer Portion Gemüse stillt, kann einen Muskelkater ebenfalls noch abbiegen.

Ausdauersport hilft nicht nur Kalorien zu verbrennen, sondern fördert zudem das körperliche Wohlbefinden. Eine Übersicht, worauf Sie achten sollten und welche Vor- und Nachteile die verschiedenen Ausdauersportarten haben, finden Sie in folgender Tabelle:

Relaxprogramm für Körper und Seele

HITLISTE DER BESTEN AUSDAUERSPORTARTEN

Sportart	Als Ausdauertraining geeignet	Besonderheit	Kalorienverbrauch in 15 Minuten bei 70 kg Körpergewicht
Badminton	gut geeignet	Lifetime-Sportart	100 kcal
Bergwandern	gut geeignet	Lifetime-Sportart	130 kcal
Golf	gut geeignet	Lifetime-Sportart	80 kcal
Jogging	sehr gut geeignet	belastet Knie- und Fußgelenke	200 kcal
Inlineskaten	sehr gut geeignet	Verletzungsgefahr	210 kcal
Radfahren	sehr gut geeignet	schont Hüft-, Knie- und Fußgelenke	105 kcal
Schwimmen	sehr gut geeignet	Lifetime-Sportart	170 kcal
Ski-Langlauf	sehr gut geeignet	Lifetime-Sportart	150 kcal
Skifahren	gut geeignet	Verletzungsgefahr	100 kcal
Tanzen	gut geeignet	hoher Spaßfaktor	55 kcal
Tennis	gut geeignet	Lifetime-Sportart	115 kcal
Walking	sehr gut geeignet	schont Knie- und Fußgelenke	85 kcal

ZUM NACHSCHLAGEN

BÜCHER, DIE WEITERHELFEN

Elmadfa, Prof. Dr. I.; Aign, W.; Muskat, Prof. Dr. E.; Fritzsche, Dipl. oec. troph. D.: *Die große GU Nährwert-Kalorien-Tabelle*; Gräfe und Unzer Verlag, München

Kraske, Dr. med E.-M.: *Säure-Basen-Balance*; Gräfe und Unzer Verlag, München

Lützner, Dr. H.: *Wie neugeboren durch Fasten*; Gräfe und Unzer Verlag, München

Schreiber, C.; Goldberg, J.: *Sauna. Genuss für Körper und Sinne*; Gräfe und Unzer Verlag, München

Treutwein, N.: *Das Selbsthilfe-Programm Übersäuerung*; Südwest Verlag, München

Treutwein, N.: *Übersäuerung – Krank ohne Grund*; Südwest Verlag, München

ADRESSEN, DIE WEITERHELFEN

Deutsche Gesellschaft für Ernährung (DGE)
Godesberger Allee 18
D-53175 Bonn

Register

Akute Übersäuerung 14
Alkalose 10
Antioxidans 21
Anti-Stress-Mineral 21
Atemübungen 86
Atmung 5
Ausdauersport 90/91
Azidose 10

Bäder, entsäuernde 88
Badminton 91
Ballaststoffe 7
Basen 4
Basenbildner 8, 19
Basengemische 22
Basenlieferanten 7
Basenmoleküle 4
Basenpräparate, reine 22
Basenreserven 12
Basenspender 18
Basenüberschüssige Nahrungsmittel 6
Basische Mineralstoffe 12, 20
Basische Spurenelemente 20
Bergwandern 91
Blutdruck 5
Blutgerinnungsstörungen 17
Blutzucker 5
Bürstenmassage 87

Cellulite 12
Chronische Übersäuerung 14

Darmflora 35
Dehnen 87
Depressionen 17
Diabetes 35
Durchblutungsstörungen 15
Duschen, entsäuernde 88

Einkauf 26
Eisen 21
Eiweiß 7
Entsäuernde Bäder 88
Entsäuernde Duschen 88
Entsäuerungskuren 35
Enzyme 38
Erkrankungen des Verdauungstrakts 14
Ernährungsfehler erkennen 36
Ernährungsformen 18
Ernährungsregeln 23
Ernährungssünden 18
Ernährungsumstellung 6
Essensregeln 28
Essgewohnheiten 35
Ess-Störungen 17
Ess-Sünden 36

F.-X.-Mayr-Kur 37
Fasten 35, 36
Fett 44

Gastritis 14
Gelenkentzündungen 13
Gesundheitsschäden 5
Gewichtsreduktion 35
Gicht 12, 15, 35

Harnsäure, Ablagerung von 15
Hay, Howard 38
Herzinfarkt 15
Herz-Kreislauf-Erkrankungen 12, 17
Herzleiden 15
Heublumenbad 88

Ideale Nahrungsmittel 30/31
Idealzustand 13
Immunsystem 5, 35

Kalium 20
Kaliumcarbonat 22
Kalzium 20
Kalziumcarbonat 22
Kohlenhydrate, komplexe 7
Kohlenhydratspaltendes
   Enzym 38
Körpergefühl 33
Körperzellen 4, 5
Kräfte einteilen 34
Kräuter als Medizin 29
Kräuter, frische 78
Krebs 17
Küchentipps 26
Kupfer 21
Kur-Mahlzeiten 70
Kurort Badezimmer 88

Lagerung 26
Latente Übersäuerung 13
Lebensmittel, neutrale 7
Lebensmitteltabelle 44
Leitungswasser 27
Lichtenberg, Georg Christoph 35
Lifetime-Sportart 91
Lokale Übersäuerung 14

Magenbeschwerden 14
Magersucht 17
Magnesium 21
Mangan 21
Mayr, Franz Xaver 36
Meersalz-Algen-Bad 88
Milch-Semmel-Kur 37
Mineralstoffe 6, 12, 20, 44
Mineralwasser & Co. 27
Mineralwasser, natürliches 27
Molkebad 88
Muskelkater 90
Muskelverspannungen 6

Nahrungsergänzung 22
Nahrungsmittel, ideale 30/31
Nahrungsmittelgruppen 7, 38, 40/41
Natrium 20
Natriumbikarbonat 22
Nervensystem 5
Neutrale Lebensmittel 7
Nierenfunktionsstörungen 17

OH-Gruppen 4
Orangenhaut 12

Pepsin 38
Pflanzenstoffe, sekundäre 7, 43
Phosphor 20
pH-Wert 10, 11
pH-Wert-Messung 66
Positiver Stress 32
Proteinspaltendes Enzym 38
Ptyalin 38
Pufferkapazität 11
Puffersysteme 11, 13, 90

Quellwasser 27

Radfahren 91
Relaxprogramm 86
Rezepte:
   Frühstück 72
   Mittagessen 76
   Snacks 74
   Abendessen 79
   Avocado-Snack 75
   Bunte Gemüsesuppe 80
   Fitness-Drink 74
   Früchte-Carpaccio mit Joghurt 73
   Gebratener Wolfsbarsch mit grünem Spargel 78
   Gefüllte Tomate 75

Register

Gemüserisotto 76
Getreideflockenmüsli mit Banane 72
Hähnchenbrust asiatisch 77
Kartoffel-Gemüse-Gratin 79
Pellkartoffeln mit Kräuterquark 80
Rohkostsalat 74
Vollkornbrot mit Frischkäse und Früchten 73
Vollkornmüsli mit Beeren 72
Rheuma 12, 15
Richtige Beilagen/Zubereitung 82 ff.

Saisonkalender Obst & Gemüse 24/25
Salzsäure 10
Sanfte Fastenkur 36
Säuren 4
Säurebildner 8, 19
Säuredepots 4, 12, 16
Säureerzeuger 7
Säureflut 6
Säurekonzentration 10
Säuremoleküle 4
Säurespender 18
Säuretod 14
Säureventile 16, 89
Schlacken 4, 22
Schlaganfall 15
Schwimmen 91
Seelisches Gleichgewicht 32
Sekundäre Pflanzenstoffe 7, 43
Selen 21
Skifahren 91
Ski-Langlauf 91
Sodbrennen 6
Sport 89
Sportarten, die richtigen 90

Spurenelemente 6, 20, 44
Stoffwechsel 4, 7, 12
Stoffwechselerkrankungen 14, 17
Stress 6, 32
Stretching 87

Tafelwasser 27
Tagesprofil 66
Tanzen 91
Tennis 91
Teststreifen 66, 68
Trennkost 38, 39, 43
Trockenbürsten 87

Übergewicht 6, 17
Übersäuerung 12, 13
Urin-pH-Wert 66, 67, 69

Vegetative Störungen 15
Verdauung 5
Vitalstoffe 6, 7, 30/31, 38, 43
Vitamine 6, 22

Walking 91
Wassermoleküle 4
Wasserstoffionen 4, 10
Wechselduschen 88
Wochenendkur 70
   Frühstück 71
   Zwischenmahlzeiten 71
   Mittagessen 71
   Abendessen 71
Wohlfühltechniken 86

Zink 21
Zitrate 22
Zivilisationskrankheiten 5, 12

Warnhinweis

- **Indikatorstäbchen** (Teststreifen) bitte außer Reichweite von Kindern aufbewahren!
- **Indikatorstäbchen** dürfen nicht im oder am Körper verwendet werden.
- **Indikatorstäbchen** sind nur für analytische Zwecke geeignet.

Impressum

© 2003 GRÄFE UND UNZER VERLAG GmbH, München
Alle Rechte vorbehalten. Nachdruck, auch auszugsweise, sowie Verbreitung durch Film, Funk, Fernsehen und Internet, durch fotomechanische Wiedergabe, Tonträger und Datenverarbeitungssysteme jeder Art nur mit schriftlicher Genehmigung des Verlages.

Redaktionsleitung: Ulrich Ehrlenspiel
Redaktion: Silvia Herzog
Lektorat: Gabriele Heßmann
Gestaltung: independent Medien-Design
Produktion: Helmut Giersberg
Fotos: Studio R. Schmitz, außer Teetasse: GU-Archiv
Satz: Filmsatz Schröter GmbH, München
Druck und Bindung: Ludwig Auer GmbH, Donauwörth

ISBN (10)   3-7742-5769-8
ISBN (13) 978-3-7742-5769-6

Auflage   7.
Jahr   2007 06

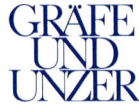

Ein Unternehmen der
GANSKE VERLAGSGRUPPE